COMER INTUITIVO

Evelyn Tribole
Elyse Resch

COMER INTUITIVO
EXERCÍCIOS PRÁTICOS

10 princípios para nutrir um relacionamento saudável com a comida

PREFÁCIO:
Tracy Tylka

REVISÃO CIENTÍFICA:
Manoela Figueiredo
Marle Alvarenga

Título original em inglês: *The Intuitive Eating Workbook: 10 principles for nourishing a healthy relationship with food.*
Copyright © 2017 Evelyn Tribole e Elyse Resch. Todos os direitos reservados.
Publicado mediante acordo com New Harbinger Publications, Inc.
5674 Shattuck Avenue – Oakland, CA 94609
www.newharbinger.com

Produção editorial: Retroflexo Serviços Editoriais
Tradução: Fernando Gomes do Nascimento
Revisão científica: **Manoela Figueiredo**
Nutricionista, primeira certificada no Brasil em Comer Intuitivo com a autora Evelyn Tribole

Marle Alvarenga
Nutricionista, mestre e doutora em Nutrição Humana, formada em Comer Intuitivo com a autora Evelyn Tribole

Revisão de tradução e revisão de prova: Depto. editorial da Editora Manole
Diagramação: Plinio Ricca (Estúdio Sopros)
Capa: Ricardo Yoshiaki Nitta Rodrigues

CIP-BRASIL. CATALOGAÇÃO NA PUBLICAÇÃO
SINDICATO NACIONAL DOS EDITORES DE LIVROS, RJ

T743c

Tribole, Evelyn
Comer intuitivo : exercícios práticos : 10 princípios para nutrir um relacionamento saudável com a comida / Evelyn Tribole, Elyse Resch ; prefácio Tracy Tylka ; revisão científica Manoela Figueiredo, Marle Alvarenga ; tradução Fernando Gomes do Nascimento. - 1. ed. - Santana de Parnaíba [SP] : Manole, 2022.

Tradução de: The intuitive eating workbook : 10 principles for nourishing a healthy relationship with food
ISBN 9786555766301

1. Nutrição. 2. Hábitos alimentares. 3. Mudança de hábitos. I. Resch, Elyse. II. Tylka, Tracy. III. Figueiredo, Manoela. IV. Alvarenga, Marle. V. Nascimento, Fernando Gomes do. VI. Título.

| 22-77254 | CDD:613.2 |
| | CDU: 613.2 |

Meri Gleice Rodrigues de Souza - Bibliotecária - CRB-7/6439

Todos os direitos reservados.
Nenhuma parte deste livro poderá ser reproduzida, por qualquer processo, sem a permissão expressa dos editores.
É proibida a reprodução por fotocópia.

A Editora Manole é filiada à ABDR – Associação Brasileira de Direitos Reprográficos.

Edição brasileira – 2022

Direitos em língua portuguesa adquiridos pela:
Editora Manole Ltda.
Alameda América, 876 – Tamboré
06543-315 – Santana de Parnaíba – SP – Brasil
Fone: (11) 4196-6000
www.manole.com.br | https://atendimento.manole.com.br

Impresso no Brasil | *Printed in Brazil*

*Dedicamos este livro de exercícios aos nossos pacientes – antigos
e atuais – e também aos futuros seguidores do Comer Intuitivo.
Que você tenha dignidade, saúde e felicidade – independentemente de sua
forma ou tamanho – e que jamais duvide de sua sabedoria interna.*

Durante o processo de edição desta obra, foram tomados todos os cuidados para assegurar a publicação de informações técnicas, precisas e atualizadas conforme lei, normas e regras de órgãos de classe aplicáveis à matéria, incluindo códigos de ética, bem como sobre práticas geralmente aceitas pela comunidade acadêmica e/ou técnica, segundo a experiência do autor da obra, pesquisa científica e dados existentes até a data da publicação. As linhas de pesquisa ou de argumentação do autor, assim como suas opiniões, não são necessariamente as da Editora, de modo que esta não pode ser responsabilizada por quaisquer erros ou omissões desta obra que sirvam de apoio à prática profissional do leitor.

Do mesmo modo, foram empregados todos os esforços para garantir a proteção dos direitos de autor envolvidos na obra, inclusive quanto às obras de terceiros, imagens e ilustrações aqui reproduzidas. Caso algum autor se sinta prejudicado, favor entrar em contato com a Editora.

Finalmente, cabe orientar o leitor que a citação de passagens da obra com o objetivo de debate ou exemplificação ou ainda a reprodução de pequenos trechos da obra para uso privado, sem intuito comercial e desde que não prejudique a normal exploração da obra, são, por um lado, permitidas pela Lei de Direitos Autorais, art. 46, incisos II e III. Por outro, a mesma Lei de Direitos Autorais, no art. 29, incisos I, VI e VII, proíbe a reprodução parcial ou integral desta obra, sem prévia autorização, para uso coletivo, bem como o compartilhamento indiscriminado de cópias não autorizadas, inclusive em grupos de grande audiência em redes sociais e aplicativos de mensagens instantâneas. Essa prática prejudica a normal exploração da obra pelo seu autor, ameaçando a edição técnica e universitária de livros científicos e didáticos e a produção de novas obras de qualquer autor.

Sumário

Sobre as autoras ix
Comentários sobre este livro..xi
Agradecimentos...xv
Prefácio xvii
Introdução xxi

1 Princípio 1
Rejeitar a mentalidade de dieta 1

2 Princípio 2
Honrar a fome 23

3 Princípio 3
Fazer as pazes com a comida... 53

4 Princípio 4
Desafiar o policial alimentar 73

5 Princípio 5
Descobrir o fator satisfação 101

6 Princípio 6
Sentir a sua saciedade.. 124

7 Princípio 7
Lidar com as suas emoções com gentileza............................... 146

8 Princípio 8
Respeitar o seu corpo 175

9 Princípio 9
Movimentar-se – sentindo a diferença 197

10 Princípio 10
Honrar a sua saúde com uma nutrição gentil.......................... 222

Recursos para o Comer Intuitivo 245
Referências 249
Índice remissivo..257

Sobre as autoras

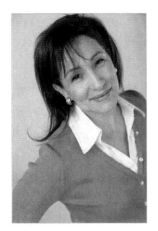

Foto de Mikel Healey

Evelyn Tribole, MS, RDN, é uma nutricionista premiada e proprietária de uma clínica de aconselhamento nutricional em Newport Beach, EUA, especializada em transtornos alimentares. Evelyn também treina profissionais da saúde para que possam ajudar seus pacientes e clientes a cultivar um relacionamento saudável com a comida, a mente e o corpo por meio do processo do Comer Intuitivo, um conceito do qual foi cocriadora. Evelyn é autora de vários livros, dentre eles *Healthy Homestyle Cooking*, e é coautora do *Intuitive Eating* [Comer Intuitivo]. Trabalhou como especialista em nutrição do programa *Good Morning America* e foi porta-voz nacional da Academy of Nutrition and Dietetics dos Estados Unidos ao longo de seis anos. Evelyn prestou serviço durante três anos no comitê de mídia social da Academy for Eating Disorders. Ela é frequentemente requisitada pela mídia por sua experiência em nutrição e já participou de centenas de entrevistas em estações e programas de TV como CNN, *Today Show* da NBC, MSNBC, *Fox News*, *USA Today*, *The Wall Street Journal* e revista *People*. Evelyn também faz conferências em vários países sobre Comer Intuitivo.

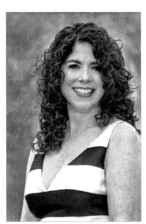

Foto de Tracey Landworth

Elyse Resch, MS, RDN, CEDRD, é terapeuta nutricional em seu consultório particular em Beverly Hills, EUA, e conta com mais de 35 anos de experiência. Elyse é especializada em transtornos alimentares, em Comer Intuitivo e em saúde para pessoas com sobrepeso ou obesas. Elyse é coautora do livro *Intuitive Eating* [Comer Intuitivo], publicou artigos em periódicos e ministra palestras regularmente. É também muito requisitada pela mídia. Seu trabalho já foi divulgado em diversos programas e estações de TV, como CNN, KABC, NBC, AP Press KFI Radio, *USA Today* e KTTV, entre outros. Elyse é nacionalmente conhecida nos EUA por seu trabalho em ajudar pacientes a se libertarem da mentalidade de dieta por meio do processo do Comer Intuitivo. Sua filosofia engloba o objetivo de fazer seus clientes se reconectarem com sua sabedoria interna em relação à alimentação. Elyse supervisiona e treina profissionais da saúde e é membro da International Association of Eating Disorder Professionals e da Academy of Nutrition and Dietetics.

Tracy Tylka, PhD, autora do prefácio, é professora de psicologia nos *campi* Columbus e Marion da Ohio State University. Tracy fez seus estudos de graduação e de pós-graduação na University of Akron, tendo obtido seu bacharelado em psicologia em 1995, mestrado em psicologia de aconselhamento em 1998 e doutorado em psicologia de aconselhamento em 2001. Completou seu estágio de pré-doutorado no centro de aconselhamento da Southern Illinois University, em Carbondale. Tracy ingressou no departamento de psicologia da Ohio State University como professora assistente em 2001, foi promovida e nomeada professora adjunta em 2007 e finalmente promovida a professora titular em 2013.

Comentários sobre este livro

"Este não é apenas outro livro sobre dietas, mas sim uma abordagem simples em dez passos com o objetivo de melhorar a relação entre os alimentos e a mente, o corpo e a alma das pessoas! Este livro promove os princípios que irão maximizar a saúde psicológica e física, de modo a melhorar a quantidade e a qualidade de vida – algo que venho promovendo e sobre o que venho escrevendo ao longo dos últimos 35 anos. Este trabalho irá se revelar extremamente útil para muitos pacientes, inclusive os meus próprios, e também para o público em geral. Recomendo fortemente a sua aquisição!"

— Carl "Chip" Lavie, MD, FACC, FESPM, diretor médico de reabilitação e prevenção de doenças cardíacas e diretor dos laboratórios de exercício físico no John Ochsner Heart and Vascular Institute. Também professor de clínica médica na Ochsner Clinical School, UQ School of Medicine

"*Comer Intuitivo: exercícios práticos*, escrito por Evelyn Tribole e Elyse Resch, divulgadoras do *Health at Every Size*, é uma ajuda inestimável na caminhada das pessoas para a promoção do desenvolvimento de um relacionamento tranquilo e satisfatório com a alimentação, a mente e o corpo. O livro explica os princípios do Comer Intuitivo de modo claro e atraente, além de ensinar inúmeros exercícios efetivos e estimulantes, que ajudarão o leitor a ficar sintonizado com os sinais emitidos por seu corpo, além de questionar ideias distorcidas sobre os alimentos e o corpo. Este livro será certamente uma fonte valiosa de recursos para o público em geral e também para os profissionais da saúde."

— Lindo Bacon, PhD, autor de *Body Respect* e de *Health at Every Size*

"*Comer Intuitivo: exercícios práticos* transporta a sabedoria do Comer Intuitivo para um formato prático e informativo de autocuidado. Trata-se de um livro de exercícios perfeito, além de funcionar como instrumento de apoio para o atendimento aos pacientes. Com atividades que constroem resiliência a partir de uma base sólida de autocuidado, personalização positiva e compreensão, este livro estabelece uma conexão mais profunda com seu corpo e uma relação mais saudável com os alimentos, de maneira completamente acessível."

— Catherine Cook-Cottone, PhD, professora associada, psicóloga credenciada e autora de *Mindfulness and Yoga for Self-Regulation*

"Com *Comer Intuitivo: exercícios práticos*, Evelyn Tribole e Elyse Resch nos brindaram com um recurso de empoderamento, não só para aqueles que desejam adotar e praticar o Comer Intuitivo, mas também para os profissionais da saúde que estão à procura de novos meios de prestar ajuda a seus pacientes. Este livro nos proporciona uma revisão concisa dos princípios básicos, com referências para pesquisas complementares e exercícios fundamentados que objetivam promover uma sintonia fina, autocuidado e apreciação do nosso corpo. Cada página do livro reflete a solidariedade das autoras e também transmite uma perspectiva diferenciada, fruto da combinação de suas experiências profissionais. Isso torna o livro de Tribole e Resch um instrumento terapêutico bem-vindo, tanto para leigos como para profissionais."

— Paige O'Mahoney, MD, CHWC, coautora de *Helping Patients Outsmart Overeating*, conselheira credenciada em *Intuitive Eating* e fundadora de Deliberate Life Welness, LLC

"Evelyn e Elyse conseguiram novamente! Recomendo enfaticamente *Comer Intuitivo: exercícios práticos*. O livro torna absolutamente possível a completa libertação dos problemas alimentares e de imagem corporal."

— Jenni Schaefer, autora de *Goodbye Ed, Hello Me; Life Whithout Ed*; e coautora de *Almost Anorexic*

"Desde os perigos representados pelas dietas e o efeito sanfona (i. e., ciclagem de peso) até o aprendizado do respeito pelo nosso corpo e a prática do autocuidado integral, este livro de exercícios abrange todas as bases do Comer Intuitivo, tanto para iniciantes como para aquelas pessoas que necessitam de algo mais para que possam prosseguir. Embora geralmente os nutricionistas nos ensinem 'o que' comer, Evelyn Tribole e Elyse Resch escrevem sobre 'por que' e 'como' comer, como qualquer terapeuta experiente dos transtornos alimentares faria."

— Karen R. Koenig, MEd, LCSW, autora de *The Food and Feelings Workbook*, além de seis outros livros sobre alimentação

"*Comer Intuitivo: exercícios práticos*, de Evelyn Tribole e Elyse Resch, é imprescindível para todas as pessoas que desejam melhorar sua relação com a comida! Seu formato prático e de fácil leitura faz com que o leitor avance passo a passo ao longo do processo de aprender a usar sua sabedoria interna com o objetivo de desfrutar de uma boa alimentação de maneira tranquila e saudável. Este é um recurso auxiliar fantástico para os profissionais da saúde."

— Susan Albers, psicóloga e autora de *best-sellers* da lista do *New York Times*, de *EatQ, Eating Mindfully* e *50 Ways to Soothe Yourself Without Food*

"O Comer Intuitivo é um conceito revolucionário e completamente lógico. O livro de Evelyn Tribole e Elyse Resch é um guia inestimável para qualquer pessoa que em alguma ocasião teve que 'lutar' contra os alimentos. Na verdade, acredito que todas as pessoas serão beneficiadas com a aplicação dos conceitos, considerando que o livro questiona diretamente nossos problemas alimentares individuais e também os problemas que são endêmicos em nossa cultura. Este é o final das dietas para toda e qualquer pessoa."
— Kelsey Miller, autora de *Big Girl*

"*Comer Intuitivo: exercícios práticos* é o complemento perfeito – de leitura, experiência e uso obrigatórios – para o revolucionário livro de Evelyn Tribole e Elyse Resch, *Intuitive Eating* [Comer Intuitivo]. Este livro modela uma linguagem de solidariedade, tornando cada exercício acessível e – perdoem o trocadilho – digerível para todos os leitores. *Comer Intuitivo: exercícios práticos* é extremamente informativo e criativo para a área da saúde, oferecendo soluções para o autocuidado sustentável em longo prazo, por levar em conta que comer é algo maior do que simplesmente a própria comida. Como Evelyn e Elyse nos ensinam neste livro de exercícios, 'Você é o especialista de seu próprio corpo', uma noção evidente, mas ainda assim radical, que pode tornar melhor a nossa vida e, além disso, mudar o mundo em um sentido mais amplo."
— Caroline Rothstein, MS, escritora, artista performática, ativista e educadora

"Recuperar-se do estresse ao comer e libertar-se do sentimento de vergonha do corpo não significam que você vai se tornar uma nova pessoa; trata-se de um processo que leva a pessoa a retornar àquele ponto saudável e seguro tão seu conhecido quando criança, antes que seus sonhos de felicidade por meio da perda de peso a fizessem perder o rumo. O livro *Comer Intuitivo: exercícios práticos* divide uma caminhada potencialmente assustadora em etapas práticas e até mesmo agradáveis. É como se você estivesse naquela 'estrada de tijolos amarelos do Mágico de Oz' – o seu caminho para o sucesso e a felicidade –, e Tribole e Resch se revelam auxiliares sempre solidárias, chamando sua atenção para as armadilhas e estimulando-o quando você se esforça. Adicione a tudo isso uma cativante melodia e volte a encontrar a sua estrada – aquela que você sempre trilhou no passado."
— Jessica Setnick, nutricionista, MS, RD, CEDRD, autora de *The Eating Disorders Clinical Pocket Guide* e *Eating Disorders Boot Camp* e cofundadora da International Federation of Eating Disorder Dietitians

Agradecimentos

Somos gratas a muitas pessoas. Queremos citar algumas delas:

David Hale Smith, da Inkwell Management, LLC, nosso agente, por apoiar nosso trabalho, e sua colega, Liz Parker, por sua pronta atenção aos detalhes.

Ryan Buresh, nosso editor de aquisições, por sua visão entusiástica; Jennifer Eastman, nossa editora, por sua paciência e diligente ajuda; e a equipe editorial da New Harbinger Publications, por sua orientação. Susan Albers, PsyD, por nos apresentar e recomendar nosso livro à New Harbinger Publications. À St. Martin's Press, por gentilmente nos dar permissão para reimprimir partes do livro *Intuitive Eating* [Comer Intuitivo].

Tracy Tylka, PhD, por colocar o Comer Intuitivo no mapa das pesquisas e validar seus muitos componentes.

Queremos também agradecer aos pesquisadores a seguir, por compartilharem tão prontamente seus conhecimentos:

Kristin Neff, PhD; Linda Bacon, PhD; Deb Bugard, PhD; Carl Lavie, MD; Catherine Cook-Cottone, PhD; Janet Polivy, PhD; C. Peter Herman, PhD; Ellen Satter, MS, RDN, MSSW; Susie Ohrbach; Jane Hirschmann, PhD e Carol Munter; Lauren Mellin, PhD; Rachel Calgero, PhD; Diane Neumark-Sztainer, PhD, MPH, RD; Traci Mann, PhD; Leann Birch, PhD.

Às comunidades e pessoas que também nos ajudaram, por apoiarem nosso projeto:

Health at Every Size, Certified Intuitive Eating Counselors e Intuitive Eating On-line Community.

Arlene Drake, PhD, LMFT, por seu estimulante apoio e conselhos oportunos ao longo de todo o desenvolvimento deste projeto. (ER)

Pablo Nardi, por seu apoio inabalável e essencialmente por sua bondade. (ET)

Shazi Shabatian, MS, RDN (associado) e os membros do grupo profissional que supervisiono, por suas contribuições e incentivo. (ER)

Samantha Mullen, por sua confiável e constante ajuda em todos os projetos de Comer Intuitivo. (ET)

Prefácio

Parabéns pela escolha deste livro de exercícios. Provavelmente você já está cansado de fazer dieta, com todas as suas regras e condições. E pode estar se sentindo oprimido pelas promessas das dietas, que não trazem qualquer retorno duradouro. Você pode estar cansado de se preocupar com a comida, pois isso consome um tempo precioso e esgota suas energias. Pode estar frustrado por odiar seu corpo, sempre sentindo que está em constante luta contra ele. Talvez você queira uma maneira alternativa de se relacionar com a comida, a alimentação e o corpo – maneira caracterizada pela gentileza em vez da crítica. Você quer ajuda. Ou talvez você conheça alguém que esteja lutando contra esses problemas e queira ajudar essa pessoa.

Com o livro *Comer Intuitivo: exercícios práticos*, de Evelyn Tribole e Elyse Resch, você estará direcionando seus esforços para enfim se libertar desses problemas. E aprenderá a cultivar um relacionamento saudável com os alimentos e com seu corpo. Disso resultarão experiências alimentares satisfatórias, autocompaixão, maior bem-estar e respeito pelo seu corpo e mente.

Tribole e Resch são as pessoas ideais para conduzi-lo nessa jornada. Elas criaram o Comer Intuitivo, definido como um estilo flexível de alimentação em que você permanece amplamente fiel às suas sensações internas de fome e saciedade para avaliar quando comer, o que comer e quando parar de comer. A fidelidade a esse conceito – o Comer Intuitivo – faz crescer a confiança em seu corpo. Em termos simples, o Comer Intuitivo é um processo de reaprendizagem dos instintos, tão nossos, conhecidos antigamente. Nós nascemos Comedores Intuitivos, mas na maioria das vezes as mensagens culturais que nos impelem a fazer dieta e a perder peso se infiltram em nossa mente e nos impedem de ouvir nossos corpos. Assim, o Comer Intuitivo opera em contraposição à dieta, que envolve o uso rígido de regras externas para que seja determinado quando, o que e quanto comer. Quando você segue um plano de dieta, está corroendo a confiança em seu corpo.

Tribole e Resch criaram com sucesso os dez princípios do Comer Intuitivo com o objetivo de facilitar a resolução das relações problemáticas de seus pacientes com os alimentos e com seus corpos. As autoras publicaram seu primeiro livro sobre o Comer Intuitivo em 1995, e edições posteriores com informações atualizadas e novos capítulos foram publicadas em 2003 e 2012. As autoras também produziram um audiolivro, lançado em 2009, que não constitui uma leitura literal do livro, mas um formato de discussão com práticas guiadas para todos os princípios do Comer Intuitivo. Tive a oportunidade de ler o primeiro volume em 2001, quando era estudante de graduação em psicologia e estagiária em um centro de aconselhamento universitário. Lancei mão dos dez princípios como uma forma de ajudar meus pacientes a adotar uma relação mais adaptativa com os alimentos e com seus corpos. Depois de testemunhar os benefícios do conceito de Comer Intuitivo no ambiente clínico, eu me propus a conduzir uma pesquisa sobre esse assunto para responder a uma pergunta importante: o Comer Intuitivo pode ser adaptável a todos?

Para encontrar uma resposta, criei uma Escala de avaliação do Comer Intuitivo. A escala foi validada com amostras de mulheres e homens universitários e também da comunidade. Com base nessa pesquisa, pude constatar que o Comer Intuitivo está associado a uma série de benefícios, inclusive maior satisfação com a própria vida, autocompaixão, autoestima, otimismo e apreciação corporal. O Comer Intuitivo também está associado a índices mais baixos de angústia, como a alimentação transtornada, preocupação com os alimentos, ansiedade relacionada à comida, insatisfação corporal, compulsão alimentar, descontroles na alimentação e depressão. Embora a perda de peso não seja o objetivo do Comer Intuitivo, pesquisas descobriram que esse conceito também está relacionado a menores percentuais de gordura corporal e a índices de massa corporal mais baixos. Até o momento, mais de sessenta artigos publicados destacam suas vantagens. Como podemos constatar, existe uma ampla e crescente base de pesquisas que considera o Comer Intuitivo uma prática benéfica para a mente, o corpo e a alma.

Neste livro, Tribole e Resch explicam fundamentalmente por que o Comer Intuitivo irá gerar em você maior bem-estar, enquanto as dietas o conduzirão na direção oposta. Ao fazê-lo, as autoras integram pesquisas atualizadas que justificam a inclusão de cada princípio. No entanto, Tribole e Resch não param por aí. Elas fazem com que você seja conduzido ao longo de uma série de atividades e reflexões pertinentes que cultivam cada um dos dez princípios do Comer Intuitivo. Por trás de todos esses princípios estão o cultivo da *sintonia* – a capacidade de fazer contato com o que está acontecendo em seu corpo – e de honrar seu corpo por meio do envolvimento em autocuidado e autocompaixão. Como as autoras enfatizam, esses princípios devem ser regularmente praticados, e as atividades constantes neste livro proporcionam maneiras práticas e inovadoras de alcançar esse objetivo. As autoras também o ajudarão a identificar fatores que atrapalham a sintonia e o autocuidado, comprometendo seriamente o Comer

Intuitivo, além de ajudar na geração de estratégias para que tais problemas sejam superados. Portanto, este livro é um instrumento valioso para que você possa implementar os dez princípios do Comer Intuitivo em seu cotidiano.

— **Tracy L. Tylka**, PhD, FAED
Departamento de Psicologia
The Ohio State University
Membro da Academy for Eating Disorders
Editora associada de *Body Image: An International Journal of Research*

Introdução

A bem-intencionada busca pelo bem-estar e pelo chamado peso saudável foi desvirtuada por uma conjunção de fatores, e a alimentação saudável evoluiu para um esforço quase religioso, no qual a moralidade e a absolvição são alcançadas por meio do consumo da "dieta adequada". A política de saúde pública contribuiu para esse dilema ao declarar guerra contra a obesidade; uma guerra santa, se você preferir, que levou à estigmatização dos gordos e a uma crescente indústria de dietas – da ordem de quase 60 bilhões de dólares anuais.

A propagação do medo em nome da saúde, diante do pano de fundo de uma cultura baseada na aparência física, desencadeou a percepção de que estamos à beira do abismo e do desastre. Trata-se de uma neurose cultural; o garfo passou a ser considerado um revólver carregado – basta um movimento errado para ocorrer a detonação. Esse estado de coisas gera uma ansiedade subjacente perpétua, na mesa da cozinha e toda vez que você come: Cuidado, comedor – você está a um passo de sofrer um ataque cardíaco ou de ficar obeso.

Não é de admirar que as pessoas sejam levadas a praticar manias alimentares populares, como o *clean eating* e as dietas da moda, tudo em nome da saúde. Mas essa busca gera cada vez mais problemas. Um conjunto substancial de pesquisas demonstrou que fazer dieta não é uma prática sustentável e que conduz a uma série de problemas, inclusive transtornos alimentares, preocupação com a alimentação e com o corpo, distração com relação a outras metas pessoais de saúde, diminuição da autoestima, estigmatização do peso, discriminação e – paradoxalmente – *ganho* de peso.

Como resultado, as pessoas estão cansadas de fazer dieta e, ainda assim, apavoradas, com medo de comer. As pessoas não sabem mais como comer. Elas têm vergonha de seus corpos e não confiam no "funcionamento" deles. O prazer de comer lhes foi suprimido. O Comer Intuitivo – conceito que criamos em 1995 com base na avaliação de centenas de estudos, além de nossa experiência clínica – é a solução para esse crescente dilema.

O que é Comer Intuitivo?

Comer Intuitivo é uma integração dinâmica mente-corpo: do instinto, da emoção e do pensamento racional. Trata-se de um processo pessoal de honrar a sua saúde prestando atenção às mensagens emitidas por seu corpo e atendendo às suas necessidades físicas e emocionais. É uma jornada interior de descoberta que faz você se posicionar como protagonista; você é o especialista do seu próprio corpo. No final das contas, só você conhece seus pensamentos, sentimentos e experiências. Só você sabe o quanto está com fome e que comida ou refeição irá satisfazê-lo. Nenhum plano de dieta ou guru poderia ter conhecimento dessas coisas.

São dez os princípios do Comer Intuitivo, que funcionam basicamente de duas maneiras. Alguns deles o ajudarão a obter sintonia corporal – ou seja, a capacidade de ouvir (e, portanto, de responder) as sensações físicas que emergem do interior de seu corpo, como os sinais biológicos de fome e saciedade –, e outros princípios funcionam removendo os obstáculos que se interpõem à sintonia do corpo.

Cultivar a sintonia. A capacidade de perceber as sensações corporais é conhecida como *consciência interoceptiva*, que é essencial para a sintonia. Isso ocorre porque os estados biológicos, como bexiga cheia ou sensação de sono ou fome, revelam-se por meio de uma sensação física. Mesmo os estados emocionais se refletem em uma sensação física, que pode ser bastante sutil. A possibilidade de estar em sintonia com as sensações físicas do seu corpo fornece informações poderosas com relação ao seu estado fisiológico e psicológico, e isso ajuda a determinar o que você deve fazer para atender às suas necessidades. Talvez você precise dormir; talvez comer ou se divertir, ou talvez você só precise de uma pausa. Seu corpo sabe! Esse é um aspecto bastante profundo – o fato de que todas essas informações estão disponíveis, bastando apenas ouvir e prestar atenção ao seu corpo.

Remoção dos obstáculos à sintonia. Se, em vez de ouvir seu corpo, você repetidamente acompanhou as "dietas da moda" mais populares, talvez se encontre pensando que não sabe mais como comer. Você pode estar se sentindo confuso, em conflito e desconfiado de seu corpo. É exatamente por isso que os princípios do Comer Intuitivo também funcionam para remover os obstáculos à sintonia corporal. Geralmente os obstáculos à consciência interoceptiva têm sua origem na mente, na forma de pensamentos, crenças e regras – por exemplo, regras sobre o que você deve ou não deve comer, crenças sobre o aspecto que um corpo saudável deve ter e pensamentos críticos sobre o que é comida boa *versus* comida ruim. Parte do antídoto consiste em desafiar essas crenças, regras e pensamentos, ao mesmo tempo que você cultiva uma visão gentil e compassiva ao longo de sua caminhada para se transformar em um Comedor Intuitivo.

Cultivar um ponto de vista de autocompaixão é de vital importância nesta sua caminhada. Consiste em analisar a sua situação com gentileza, porque ter compaixão por si próprio gera uma atmosfera atraente e propícia para seu aprendizado e para que você siga em frente.

Se houvesse um décimo primeiro princípio do Comer Intuitivo, seria o autocuidado. Se você não está atendendo às suas necessidades básicas (p. ex., dormindo o suficiente), tal situação poderá interferir na sintonia corporal. Na melhor das hipóteses, pode ser difícil ouvir, quanto mais responder, às mensagens do seu corpo em tempo hábil. E na pior das hipóteses você pode se refugiar na comida para se acalmar e enfrentar a situação. É por isso que você terá muito a aprender sobre autocuidado ao longo deste livro.

Benefícios do Comer Intuitivo

Quando escrevemos nosso primeiro livro, *Intuitive Eating* [Comer Intuitivo], e lá se foram mais de 27 anos, não podíamos imaginar que esse nosso conceito geraria tantos estudos. Até o momento em que escrevemos este texto já foram publicados mais de sessenta estudos sobre Comer Intuitivo em todo o mundo. Essas pesquisas revelaram a existência de uma associação do modelo com inúmeros benefícios para a saúde, inclusive maior bem-estar, menor risco de ocorrência de transtornos alimentares e biomarcadores mais satisfatórios, por exemplo, açúcar e colesterol no sangue. Os Comedores Intuitivos também gostam de alimentos variados e demonstram ter melhor consciência interoceptiva e resistência psicológica.

A psicóloga e pesquisadora Tracy Tilka, da Ohio State University, foi responsável por um estudo inovador. Nele, a pesquisadora criou a *Intuitive Eating Assessment Scale* [IEAS] (Escala de avaliação do Comer Intuitivo), que foi validada por meio de um estudo que envolveu mais de 4 mil homens e mulheres (Tylka, 2006; Tylka e Kroon Van Diest, 2013). Mais próximo do fim desta introdução, você terá a oportunidade de verificar onde se encaixa nesse excelente instrumento de avaliação.

Em decorrência de seus muitos benefícios à saúde, o Comer Intuitivo foi adotado nos Estados Unidos por departamentos de saúde pública estaduais, programas de bem-estar para funcionários, programas de saúde para estudantes universitários e muitos outros programas promotores da saúde e do bem--estar. Em muitas universidades, o nosso livro *Intuitive Eating* [Comer Intuitivo] é leitura obrigatória de cursos em vários departamentos acadêmicos, inclusive nutrição, psicologia e educação em saúde. Finalmente, os programas de tratamento de transtornos alimentares estão incorporando os princípios como parte significativa de seu protocolo de tratamento.

Os benefícios do Comer Intuitivo vêm sendo popularizados também fora do mundo das pesquisas, graças ao interesse cada vez maior da mídia, dos profissionais da saúde, de programas corporativos fomentadores do bem-estar e dos leitores de nossos livros. Consequentemente, fomos inundados com pedidos para que publicássemos um livro de exercícios voltados para os princípios do Comer Intuitivo. O interesse neste livro de exercícios teve sua origem nos consumidores, que desejam aprimorar suas habilidades de Comer Intuitivo, e em profissionais da saúde e pesquisadores em geral, que sempre estão à procura de novos exercícios práticos para seus pacientes.

Quem se beneficiará com Comer Intuitivo: exercícios práticos? Você poderá utilizar os ensinamentos do livro sozinho, com a ajuda de um orientador, ou em um ambiente de grupo. Aqui vai uma observação especial para aquelas pessoas que têm problemas de saúde e transtornos alimentares: recomendamos enfaticamente que você utilize este livro em conjunto com um profissional da saúde.

O que você deve esperar do livro? A prática das atividades descritas no livro vai ajudá-lo a obter um relacionamento saudável com os alimentos, a mente e o corpo. A essa conquista chamamos de saúde autêntica. Dizemos que é autêntica por refletir o seu estado interior de sintonia com o corpo e a mente, e, ao mesmo tempo, você está integrado às normas de saúde resultantes de consenso científico (ver Fig. I.1).

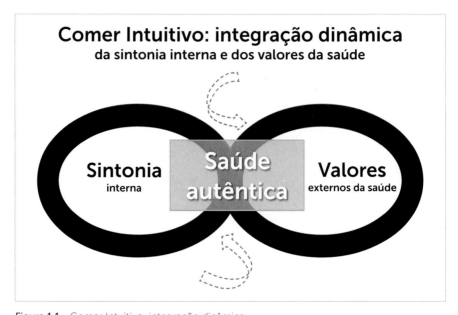

Figura 1.1 Comer Intuitivo: integração dinâmica.
Adaptada com permissão de Catherine Cook-Cottone, SUNY Buffalo. Reproduzida com permissão de Tribole e Resch 2012/St. Martin's Press.

É importante ter em mente que na sua saúde está incluída grande variedade de fatores. "Saúde é um estado de completo bem-estar físico, mental e social, e não apenas a ausência de doença. Gozar do mais alto padrão possível de saúde é um dos direitos fundamentais de todo ser humano, sem distinção de raça, religião, crença política, condição econômica ou social" (Organização Mundial da Saúde, 2006).

Quando falamos com as pessoas sobre o Comer Intuitivo, elas costumam perguntar: "Vou perder peso?". Se seguir os dez princípios do Comer Intuitivo, você terá normalizada a sua relação com a alimentação e com o corpo. A perda de peso pode ou não ser um efeito colateral. Se você se concentrar na perda de peso, essa preocupação interferirá na sua capacidade de fazer escolhas com base em seus sinais intuitivos e desviará seu foco para a aparência física, em vez da sua sabedoria interna. Já foi publicado um corpo de pesquisas consistente – cumulativamente abrangendo milhões de pessoas – demonstrando que o peso, e sobretudo o índice de massa corporal, não é um bom indicador de saúde (Lavie, 2014; Ross et al., 2015; Friedemann Smith, Heneghan e Ward, 2015; Tomiyama et al., 2016). Além disso, uma revisão científica concluiu que existe uma ligação entre a busca exclusiva da perda de peso e a piora da saúde (Tylka et al., 2014). Por outro lado, se você direcionar seu foco para comportamentos de estilo de vida saudáveis em vez de para o peso, isso resultará em benefícios para sua saúde, com ou sem perda de peso (Ross et al., 2015; Bacon e Aphramor, 2011). Já passou da hora de as políticas de saúde pública se concentrarem na saúde e nos comportamentos saudáveis. Isso é fato. O peso não é um comportamento de saúde. O Comer Intuitivo consiste em cultivar um relacionamento saudável com a comida, a mente e o corpo – trata-se de autocuidado e apreciação do corpo, independentemente do seu tamanho, nada tendo a ver com a busca pela perda de peso.

Como aproveitar ao máximo este livro de exercícios

Tenha em mente que este livro não é apenas uma revisão abrangente do Comer Intuitivo e de seus dez princípios – ele também funciona como um leme direcionador, com exercícios práticos. Assim, o livro será seu guia ao longo do caminho tortuoso que pode ser a sua reconexão com o seu Comedor Intuitivo inato. O livro se baliza pelos dez princípios do Comer Intuitivo, com um princípio por capítulo. Nele, você encontrará exercícios que o desafiarão a modificar pensamentos distorcidos sobre a comida e sobre o seu corpo, bem como a identificar suas emoções, ao mesmo tempo que são proporcionados mecanismos de enfrentamento para que você possa lidar com elas. Há também exercícios e práticas de sintonia que o ajudarão a ouvir as mensagens que seu corpo está lhe enviando e a responder na hora certa.

Para que você tenha o máximo proveito com este livro, deverá "trabalhar com ele" com muita atenção:

- Cada capítulo começa com um parágrafo que resume o princípio que será discutido. Repasse esse resumo para obter uma visão clara da intenção dos exercícios do capítulo em questão.
- Comprometa-se a anotar ou realizar cada atividade. Em certas circunstâncias, talvez você precise fazer um exercício mais de uma vez – para praticar. Não é diferente de quando você aprende a nadar ou a tocar um instrumento musical; às vezes você precisa de repetição e prática para realmente "pegar o jeito", mesmo que já tenha compreendido a mecânica. É preciso experiência para trabalhar com a mente e o corpo, de modo a cultivar a confiança na sabedoria interna de seu corpo.
- Como um complemento útil, leia a edição mais recente do *Intuitive Eating* [Comer Intuitivo].[1] Embora este livro de exercícios possa funcionar de forma autônoma, acreditamos que será de grande valia ler mais sobre a lógica subjacente a cada princípio, bem como tomar conhecimento de uma discussão detalhada dos estudos de caso e das pesquisas.

Entre os muitos benefícios deste livro, destacamos que ele oferece aos seus leitores uma estrutura sólida e detalhada para a prática do Comer Intuitivo. É importante que você adquira uma compreensão intelectual dos conceitos e princípios do Comer Intuitivo, mas tal compreensão não substitui de forma alguma a experiência de comer intuitivamente. Para que você se sintonize com seu corpo e responda às necessidades dele, é preciso muita prática e paciência – isso não ocorrerá pela mera leitura sobre o assunto.

Você está convidado a participar de duas atividades introdutórias. A primeira delas é a Atividade da metáfora da escrita, que o ajudará a entender a importância dos três "p" do seu aprendizado para se transformar em um Comedor Intuitivo: prestar atenção, paciência e prática. Em seguida, você preencherá uma breve Escala de avaliação do Comer Intuitivo.

---

[1] N.E.: Outro material indispensável sobre o tema é o baralho "Estratégias do Comer Intuitivo para uma relação saudável com a comida", de Manoela Figueiredo e Marle Alvarenga, publicado pela Editora Manole.

Atividade da metáfora da escrita

Esta atividade se divide em três partes. Você precisará de uma caneta ou lápis para fazer o exercício. É importante reservar um tempo para completá-lo. De preferência, o exercício deve ser feito em um ambiente tranquilo e sem distrações.

1ª parte. Escreva seu nome

Use a caneta ou lápis em sua mão dominante (mão direita, para a maioria das pessoas). Em seguida, escreva seu nome na linha abaixo e leve o tempo que precisar. Preste atenção em como sente a caneta na sua mão enquanto está escrevendo.

_____

Em seguida, troque de mão. Use a caneta ou lápis na mão não dominante (mão esquerda, para a maioria das pessoas) e escreva seu nome na linha abaixo. Lembre-se: leve o tempo que quiser e preste atenção em como a caneta é sentida nessa mão.

_____

2ª parte. Compare e contraste as assinaturas

1. Observe suas duas assinaturas. Existe diferença na qualidade entre as assinaturas feitas com a mão dominante e com a mão não dominante? Explique.

_____

_____

_____

2. Você achou estranho segurar a caneta com a mão não dominante? Como se sentiu fisicamente ao escrever com a mão não dominante? Compare e contraste a sensação física de segurar a caneta em sua mão dominante *versus* a não dominante.

_____

_____

_____

3. No que você estava pensando enquanto escrevia? Talvez você tenha pensado em frustração e crítica: Minha escrita se parece com a escrita de um aluno do primeiro ano.

_____

_____

_____

_____

4. Quais foram suas sensações emocionais? É possível que você estivesse se sentindo impaciente, crítico, intrigado, envergonhado, com medo ou divertido?

_____

_____

_____

_____

5. Você acreditava ou esperava que sua escrita deveria ter a mesma qualidade, mesmo que sua mão não dominante tivesse menos experiência?

_____

_____

_____

_____

3ª parte. Discussão e processamento

Suas mãos têm acesso ao mesmo cérebro, que possui o conhecimento de como escrever e soletrar seu nome. Mas para a maioria das pessoas há uma diferença significativa na qualidade da escrita, o que reflete o significado da experiência ou da prática.

Aprender a se tornar um Comedor Intuitivo é muito parecido com aprender a escrever com a mão não dominante – requer prática. Conhecimento intelectual não é suficiente. Se você não tem muita experiência em ouvir e responder prontamente às suas dicas corporais, haverá necessidade de paciência e prática. Se você passou anos fazendo dieta e criando regras alimentares, levará tempo para que questione e desconstrua essas regras e crenças, o que pode interferir no Comer Intuitivo.

Reflita sobre suas experiências alimentares. Você tem muita experiência em prestar atenção e em honrar o seu corpo? O que isso pode significar para você, em termos de cultivar a paciência e a compaixão com o processo?

_____

_____

_____

_____

© 2017 Evelyn Tribole/New Harbinger Publications.

Da mesma forma que na Atividade da metáfora da escrita, os exercícios apresentados no livro o ajudarão a se conectar com as sensações, pensamentos, sentimentos e crenças do seu corpo e a prestar atenção nesses sinais, bem como a praticar novas maneiras de trabalhar com eles. Ao fazer esses exercícios, você terá uma ajuda valiosa para encontrar maneiras de honrar a si mesmo e descobrir do que você realmente precisa na vida, além de lhe proporcionar experiências duradouras que resultarão em profunda confiança em seu corpo, sua mente e sua alma. Lembre-se de ser gentil e paciente consigo mesmo em sua caminhada para se tornar um Comedor Intuitivo.

Escala de avaliação do Comer Intuitivo

Esta avaliação foi adaptada com permissão de Tracy Tylka em sua pesquisa sobre o modelo do Comer Intuitivo de Tribole e Resch (Tylka, 2006; Tylka e Kroon Van Diest, 2013; Tribole e Resch, 1995, 2012).

Na tabela a seguir, as afirmativas estão agrupadas nas três características principais dos Comedores Intuitivos. Responda sim ou não para cada afirmativa. Se não tiver certeza de como responder imediatamente a qualquer afirmativa, tudo bem – você pode estar em algum lugar entre um sim ou não óbvios. Mas a maioria das pessoas se inclina para uma direção ou outra. Leia algumas vezes cada afirmativa e considere se, no geral, a descrição se aplica a você. É principalmente um sim ou um não?

Sim	Não	Seção 1. Permissão incondicional para comer
		Eu tento evitar comidas ricas em gordura, carboidratos ou calorias.
		Se estiver com vontade de comer um certo tipo de comida, eu NÃO me permito comer.
		Eu fico triste comigo mesmo(a) se como algo que não é saudável.
		Eu tenho "comidas proibidas" que não me permito comer.
		Eu NÃO me permito comer a comida de que tenho vontade naquele momento.
		Eu sigo dietas ou regras que definem o que, onde e o quanto devo comer.
		Seção 2. Comendo por razões físicas e não emocionais
		Eu como quando estou emotivo(a) (por exemplo: ansioso(a), deprimido(a), triste), mesmo não estando com fome.
		Eu como quando me sinto sozinho(a), mesmo não estando com fome.
		Eu uso a comida para ajudar a aliviar minhas emoções negativas.
		Eu como quando estou estressado(a), mesmo não estando com fome.
		Eu NÃO consigo lidar com minhas emoções negativas (ansiedade, tristeza) sem ter que usar a comida como uma forma de conforto.
		Quando estou entediado(a), eu como alguma coisa só por comer.
		Quando me sinto sozinho(a), eu uso a comida como uma forma de conforto.
		Eu NÃO descobri outras formas, diferentes de comer, para lidar com o estresse e a ansiedade.
		Seção 3. Atender os sinais internos de fome e saciedade
		Eu confio no meu corpo para me dizer quando comer.
		Eu confio no meu corpo para me dizer o que comer.
		Eu confio na minha fome para me dizer quando comer.
		Eu confio na minha sensação de saciedade para me dizer quando parar de comer.
		Eu confio no meu corpo para me dizer quando devo parar de comer.
		Seção 4. Congruência na escolha corpo-comida
		Na maioria das vezes, eu tenho vontade de comer comidas nutritivas.
		Principalmente, eu como alimentos que ajudam meu corpo a funcionar bem.
		Principalmente, eu como alimentos que dão disposição e energia para meu corpo.

Pontuação

Para as Seções 1 e 2, some suas respostas "sim" e escreva o resultado na coluna à esquerda da tabela a seguir. Cada escolha "sim" indica uma área que provavelmente precisa ser trabalhada.

Total de respostas "sim"	Seção
	Seção 1. Permissão incondicional para comer (seis afirmativas)
	Seção 2. Comendo por razões físicas e não emocionais (oito afirmativas)

Para as Seções 3 e 4, some suas respostas "não" e escreva o resultado na coluna à esquerda da tabela a seguir. Cada escolha "não" indica uma área que provavelmente precisa ser trabalhada.

Total de respostas "não"	Seção
	Seção 3. Atender os sinais internos de fome e saciedade (seis afirmativas)
	Seção 4. Congruência na escolha corpo-comida (quatro afirmativas)

Vale a pena refazer periodicamente essa avaliação; isso o ajudará a avaliar seu progresso. Você pode anotar e comparar suas pontuações abaixo.

Seção	Data	Data	Data	Data
	Pontuações totais			
1. Permissão incondicional para comer				
2. Comendo por razões físicas e não emocionais				
3. Atender os sinais internos de fome e saciedade				
4. Congruência na escolha corpo-comida				

Não se preocupe se você respondeu "sim" a muitas das afirmativas nas duas primeiras seções ou se ocorreram muitas respostas "não" nas duas últimas seções. Esta é simplesmente uma avaliação para saber em que ponto você está agora – não se trata de um julgamento! Tenha em mente que suas respostas apenas indicam o grau de ajuda que este livro poderá proporcionar. Imagine como você se sentirá quando for genuinamente capaz de mudar suas respostas – a liberdade dos alimentos e da ansiedade corporal, com autoconfiança e uma crença inabalável na sabedoria inata do seu corpo.

No primeiro capítulo, você aprenderá a rejeitar a mentalidade de fazer dieta, que é um primeiro passo fundamental em sua caminhada para a paz interior e para a liberdade, ao se tornar um Comedor Intuitivo.

CAPÍTULO 1

Princípio 1
Rejeitar a mentalidade de dieta

Jogue no lixo os livros e revistas de dieta que oferecem a falsa esperança de perder peso com rapidez, facilidade e de maneira permanente. Você deve se indignar com as mentiras que o fizeram sentir-se um fracassado a cada vez que a "dieta do momento" parou de funcionar – com o retorno de todo o peso perdido a tão duras penas. Se você permitir que reste ainda uma esperança – ainda que pequena – de que irá surgir de repente uma dieta nova e melhor, esse sentimento não deixará que você se liberte para redescobrir o Comer Intuitivo.

Se as dietas de emagrecimento tivessem que passar pelo mesmo exame rigoroso a que são submetidos os medicamentos, tais programas jamais teriam permissão para consumo público. Vamos imaginar, por exemplo, que você esteja tomando um medicamento para o colesterol que melhorou seus exames durante algumas semanas, mas que, no longo prazo, fez suas artérias entupirem – você ficaria indignado, não? Você realmente iniciaria um programa de emagrecimento (mesmo os do tipo que se vendem como "dieta saudável") se soubesse que tal programa poderia fazê-lo ganhar mais peso e afetar seu bem-estar emocional?

As dietas levam ao ganho de peso

Muitas pessoas já perceberam que as dietas não funcionam no longo prazo, mas a maioria se surpreende ao descobrir que esses programas de emagrecimento aumentam o risco de ganhar ainda *mais* peso. Desde o final dos anos 1940, um imenso volume de pesquisas tem demonstrado que o ato de fazer dieta promove ganho de peso em uma série de grupos, desde crianças e adolescentes até adultos.

Há diversos mecanismos biológicos em funcionamento que disparam o chamado reganho de peso em decorrência da prática da dieta. No que diz respeito às suas células, elas estão sendo submetidas à desnutrição, e farão qualquer coisa que possam para sobreviver. Suas células não têm ideia de que você optou por limitar suas calorias (ou algum grupo de alimentos) para conseguir perder peso. As células têm uma adaptação para a sobrevivência bem conhecida – elas desaceleram o metabolismo. Um estudo científico de acompanhamento com duração de seis anos envolvendo participantes do programa de televisão para perda de peso *The Biggest Loser* demonstrou que, em comparação com os níveis iniciais, a média de diminuição do metabolismo dos participantes foi de 500 calorias (Fothergill et al., 2016). É fácil imaginar que os participantes acabaram recuperando uma quantidade significativa do peso perdido.

Outra forma de sobrevivência do corpo durante uma dieta se dá pela "canibalização" do seu próprio tecido muscular. Isso ocorre porque a energia é algo tão importante que o corpo destruirá seu próprio músculo, queimando-o como combustível (o músculo é convertido em glicose). É mais ou menos como se você fosse tão pobre que não pudesse pagar a conta do aquecimento de sua casa ou comprar lenha para fazer uma fogueira – e aí você queimaria os armários da cozinha para se aquecer. O estudo *The Biggest Loser* também demonstrou esse efeito. Na realidade, os participantes tinham mais massa magra (tecido muscular) no início da competição (Fothergill et al., 2016). Seis anos depois, sua massa muscular ainda não tinha sido restaurada para os níveis iniciais. Os participantes também se apresentavam com níveis mais baixos de leptina – um hormônio que provoca a sensação de saciedade alimentar.

O armazenamento de gordura é outra forma pela qual o corpo tenta sobreviver ao processo da dieta (Dulloo, Jacquet e Montani, 2012). Essencialmente, a perda de gordura e de massa muscular magra dispara sinais no corpo para a aquisição de mais peso na forma de gordura corporal, para que o corpo consiga sobreviver. Alterações hormonais também deixam você com mais fome e preocupado com a comida.

Resumidamente, essas poderosas adaptações compensatórias tornam extremamente difícil para a maioria das pessoas manter a perda de peso. De tudo isso surge um ótimo modelo de negócios para a indústria da perda de peso, que equivale a aproximadamente 60 bilhões de dólares anuais nos Estados Unidos. Trata-se do único negócio que gera um produto que não funciona, mas que não é incriminado por seu fracasso – os consumidores culpam-se a si próprios.

O paradoxo do chamado peso saudável

Há muito tempo argumentamos que existe pouca base para a afirmativa de que a perda de peso é algo obrigatório para que o indivíduo alcance benefícios para sua saúde, com base em mudanças do seu estilo de vida.

— Ross et al., 2015

Talvez você tenha tentado perder peso por razões de saúde, acreditando que não tinha outra escolha além de fazer dieta. Talvez o seu médico tenha receitado a perda de peso para que você se tornasse saudável. Mas já foram publicadas muitas pesquisas que mostram outra realidade.

Em seu livro *The Obesity Paradox*, o cardiologista e pesquisador Carl J. Lavie descreve como de fato a guerra contra a obesidade vem criando mais problemas de saúde. Estudos importantes envolvendo milhões de pessoas demonstram que a perda de peso não confere melhor saúde ou resultados mais satisfatórios. Lavie conclui: "A saúde não deve ser medida por um número em uma régua ou pelo tamanho de seus jeans" (Lavie, 2014, p.230). Dois estudos recentemente publicados chegaram a uma conclusão parecida:

- Um estudo da UCLA constatou que 54 milhões de norte-americanos são considerados obesos ou com sobrepeso, de acordo com seu IMC (índice de massa corporal); contudo, são indivíduos saudáveis (Tomiyama et al., 2016).

- Médicos selecionaram pacientes com sobrepeso e com diabetes tipo 2 para fazer dietas de emagrecimento supervisionadas durante seis anos, e um grupo controle composto por pacientes semelhantes não recebeu qualquer tratamento. Os pesquisadores ficaram assombrados ao descobrir que, no final do estudo, os participantes do grupo dieta tinham resultado pior em comparação com o grupo controle, cujos integrantes mantiveram seu quadro de *sobrepeso* (Køster-Rasmussen et al., 2016).

Os esforços para conseguir perder peso, mesmo em nome da saúde, perpetuam as predisposições e estigmas relacionados ao peso corporal. Essas são formas de preconceito que fazem suposições acerca de sua saúde e valor com base exclusivamente no seu tamanho corporal. Lamentavelmente, a discriminação do peso, como a discriminação baseada na raça, exerce um impacto negativo na saúde (Bacon e Aphramor, 2011).

Os comportamentos saudáveis são importantes, independentemente do seu tamanho corporal. É por isso que existe um movimento que vem se expandindo, chamado *Health at Every Size* (HAES) (Saúde em todos os tamanhos), que desloca o foco do controle do peso em favor de comportamentos saudáveis e sustentáveis (Bacon e Aphramor, 2011; Tylka et al., 2014). Essa abordagem desafia a noção de que o IMC reflete suas práticas e seu estado de saúde, ou o seu caráter moral (Tylka et al., 2014).

Fazer dieta prejudica sua saúde psicológica e seu bem-estar

Muitos de nossos pacientes romantizam sua primeira dieta como um "primeiro amor" – foi tão fácil e sem esforço. Simplesmente o peso em excesso deixou de existir. Mas essa primeira experiência de dieta é a armadilha da sedução que dá início ao ciclo de perda e ganho de peso. A cada dieta, seu corpo se adapta e aprende a sobreviver, tornando ainda mais difícil perder peso. A cada tentativa frustrada de perda de peso você assimila uma sensação de desamparo que vai ficando cada vez mais forte; o resultado é menor autoeficácia e empoderamento (Ross et al., 2015; Tylka et al., 2014). Em consequência disso, muitos de nossos pacientes se sentem fracassados – mas foi o mecanismo da dieta que falhou com eles.

Não surpreende que o processo da dieta também aumente o risco de ocorrência de transtornos alimentares, inclusive a compulsão alimentar. As dietas contribuem para a insatisfação do corpo, preocupações com a comida e com o corpo, desejo excessivo de consumir certos alimentos, distração com relação a outros objetivos para a saúde pessoal, baixa autoestima, além de estigmatização e discriminação com relação ao peso (Bacon e Aphramor, 2011; Tomiyama et al., 2016; Tylka et al., 2014; Mann, 2015).

Quando a mentalidade da dieta se instala em você, suas decisões relacionadas à alimentação são impostas pelas regras da dieta, que determinarão o que você vai comer, independentemente das suas preferências alimentares, necessidades de energia, fome etc. – e todos esses aspectos podem desencadear sensações de privação. Não existe plano de dieta que tenha conhecimento do seu nível de fome nem dos alimentos que o satisfazem. As regras da dieta também dão início a uma rebelião interna, porque elas vão contra sua autonomia e limites pessoais.

Mesmo quando você não está seguindo uma dieta, ainda assim a sua cabeça abriga a insidiosa mentalidade de "fazer a dieta" – o que *se deve* e o que *não se deve* comer. Esse conceito mental gera obstáculos para o Comer Intuitivo.

O Comer Intuitivo se fundamenta na sintonia, e lança mão da experiência direta de seu corpo. Seu corpo está sentindo fome? Seu corpo está confortavelmente saciado e satisfeito? Trata-se de um processo de ouvir e de responder às necessidades dele. A mentalidade de "fazer dieta" promove a erosão da sua confiança em seu corpo, porque "as regras" micro-orientam e ditam suas escolhas alimentares, não importando *como você está se sentindo*. Essa situação gera uma dissonância cognitiva, um conflito entre o que você está vivenciando como a verdade e o que lhe foi dito para fazer, o que leva à confusão com relação à alimentação, acompanhada por uma queixa muito comum: "Já não sei mais como comer".

As atividades neste capítulo o ajudarão a:

- Cultivar a autocompaixão.
- Explorar seu histórico de dietas.
- Identificar e perceber como as dietas têm interferido em sua vida, tanto na área física como na psicológica.
- Explorar os benefícios de desistir das dietas.
- Identificar os traços e o pensamento da mentalidade de dieta.
- Livrar-se dos instrumentos da dieta.

Cultivar a autocompaixão

É muito importante que você tenha em mente que cada experiência alimentar vivenciada, seja ela percebida como negativa ou positiva, é uma oportunidade de aprender sobre seu corpo. O Comer Intuitivo não é um processo de aprovação ou reprovação – é uma experiência de aprendizado. Um bebê que esteja aprendendo a andar começará experimentando, tropeçará e cairá, mas seus pais ficarão encantados em todo e qualquer novo passo, e reagirão incentivando a criança de forma compassiva. Não podemos sequer imaginar um pai ou mãe que repreenda agressivamente seu bebê que acabou de dar um passo em falso e depois caiu: "Criança idiota, levante-se daí já!". Da mesma forma, é importante que você cultive a autocompaixão, em lugar de se envergonhar e reclamar. Pesquisas indicam que a adoção de uma postura autocompassiva diante de experiências difíceis relacionadas ao seu corpo pode facilitar o Comer Intuitivo e ajudar a superar a insatisfação com seu corpo (Schoenefeld e Webb, 2013; Albertson, Neff e Dill-Shackleford, 2015).

A autocompaixão está associada ao bem-estar, ao aumento das sensações de felicidade e à maior iniciativa pessoal com relação a fazer as mudanças necessárias em sua vida (Neff, 2003, 2016; Neff e Costigan, 2014). Algumas pessoas têm se mostrado preocupadas por achar que a autocompaixão poderia ser usada como desculpa para um excesso de indulgência, ou para que você se livre da responsabilidade; mas esse não é o caso. Ter autocompaixão consiste simplesmente em ter uma consideração neutra, porém compreensiva, de si próprio e de suas ações. Pesquisas já demonstraram que a autocompaixão ajuda as pessoas a superarem seus sentimentos de culpa com relação às suas escolhas alimentares (Adams e Leary, 2007). Portanto, a autocompaixão pode ajudar você a promover mudanças. Isso ocorre porque indivíduos autocompassivos não ficam se criticando ou se maltratando ao cometerem erros. Para essas pessoas, essa atitude torna mais fácil admitir sua vulnerabilidade e erros, mudar comportamentos improdutivos e assumir novos desafios, como o Comer Intuitivo.

Assim, antes que comecemos a explorar sua história de dietas e os assuntos relacionados, vamos dar início à tarefa de cultivar a autocompaixão. Os exercícios a seguir se baseiam em pesquisas e nos exercícios de Kristin Neff (http://self-compassion.org), que foram adaptados com permissão da pesquisadora.

Exercícios de autocompaixão

1. Pense sobre as vezes em que você esteve em dificuldades com suas dietas de emagrecimento. Normalmente, de que maneira você reage? Escreva o que você costuma fazer e o que diz a si próprio. Certifique-se de anotar o tom de seus pensamentos – eles são ríspidos e energéticos ou amáveis e gentis?

_____

_____

_____

_____

2. Se você tivesse um grande amigo ou ente querido que estivesse enfrentando problemas com a alimentação, de que modo reagiria? Escreva o que você diria ao seu amigo. E também anote o tom que você usaria com um amigo ou ente querido – um tom ríspido ou gentil?

_____

_____

_____

_____

_____

Princípio 1 | Rejeitar a mentalidade de dieta 7

3. Existe diferença entre sua forma de falar com seu amigo e a forma como você falaria para si próprio? Em caso afirmativo, quais são os fatores ou medos que o levariam a tratar a si próprio e a outras pessoas de maneira tão diferente?

_____

_____

_____

_____

_____

_____

4. De que modo as coisas poderiam ser diferentes se você respondesse gentilmente a si próprio (como a forma com que você normalmente responde a um amigo íntimo que esteja em dificuldades)?

_____

_____

_____

_____

_____

5. Constranger e causar medo em nome da saúde é algo que não funciona e, na verdade, pode mesmo piorar sua saúde em longo prazo. Você lança mão da autocrítica ou do autoconstrangimento como motivadores para seus problemas com a alimentação? Reflita sobre alguma situação difícil ocorrida recentemente com sua alimentação ou corpo. Ao se concentrar nessa situação, verifique se você pode vivenciar o desconforto emocional em seu corpo. Descreva como você percebe essa situação.

_____

_____

_____

_____

_____

_____

6. Quais palavras ou frases de autocompaixão você poderia utilizar em substituição à sua atitude de autocrítica interior? Pense em um diálogo interior mais amigável e mais solidário. Poderá ajudar se você pensar no que um amigo querido poderia lhe dizer em um momento de sofrimento. Como tal atitude faria você se sentir, tanto no plano emocional como no físico?

\
\
\
\
\
\

Seu histórico de dietas

Ao longo dos anos, muitos de nossos pacientes contaram que determinada dieta realmente funcionou. Entretanto, ao refletir com mais profundidade, isso absolutamente não ocorreu. Eles tinham perdido peso temporariamente, mas em seguida recuperaram todo o peso (e com frequência ganharam uns quilos a mais, em comparação com a situação inicial).

A finalidade desta seção é ajudá-lo a entender a realidade de seu histórico de dietas de emagrecimento. Embora a planilha a seguir esteja centrada em sua história de peso corporal – o ponto focal das dietas de emagrecimento –, queremos enfatizar que o Comer Intuitivo não trata de balanças e números. O Comer Intuitivo não é uma dieta! As dietas de emagrecimento prometem perda de peso, e nós queremos que você examine de verdade essas promessas. Você perdeu peso permanentemente ou a perda de peso foi apenas temporária? Ou você é igualzinho aos milhões de pessoas que não só readquiriram o peso que tinham perdido como ganharam *mais* alguns quilos (como tem sido demonstrado, estudo após estudo)?

Planilha do histórico de dietas

Usando a planilha a seguir, anote sua idade por ocasião da dieta em particular, sua razão para fazer a dieta, o tipo de dieta, a duração da dieta, se você perdeu peso e se ocorreu reganho de peso. Você pode usar a coluna "Outros" para acrescentar suas próprias anotações.

Idade	Razão para começar a dieta	Tipo de dieta	Por quanto tempo você ficou na dieta?	Você perdeu peso?	Se você perdeu peso, por quanto tempo se manteve sem engordar?	Você ganhou peso de novo?	Você ganhou mais peso do que tinha perdido?	Outros

10 Comer Intuitivo – exercícios práticos

Usando as informações da Planilha do histórico de dietas, responda às seguintes perguntas.

1. Pense no motivo pelo qual você começou a fazer dieta. Você sentiu pressão da família, amigos ou médicos para perder peso?

_____

_____

2. Como você percebeu sua primeira dieta? Foi realmente fácil e feita sem esforço? Descreva.

_____

_____

3. Qual foi o maior período no qual você manteve a perda de peso em decorrência de uma dieta?

_____

_____

4. Que tendência você percebe em seu peso corporal desde sua primeira dieta?

_____

_____

5. Atualmente, você acha mais difícil permanecer fazendo uma dieta – tanto mental como fisicamente?

_____

_____

6. Com que frequência você afirmou que determinada dieta funcionou, por ter tido uma perda de peso temporária? Ao revisar seu histórico de dietas, a perda de peso foi sempre permanente ou você voltou a ganhar peso gradualmente?

_____

_____

Lista sobre a interferência das dietas de emagrecimento em sua vida

Esta lista inclui as consequências resultantes da prática de uma dieta de emagrecimento. Assinale tudo que se aplica ao seu caso. Ao final de cada coluna você terá um espaço disponível para acrescentar as consequências não listadas.

Sintomas físicos	Sintomas sociais	Sintomas psicológicos	Sintomas comportamentais
☐ Ganho de peso. ☐ Diminuição do metabolismo. ☐ Desejo excessivo por carboidratos. ☐ Oscilações na glicemia. ☐ Desconexão dos sinais de fome. ☐ Cansaço crônico, mesmo quando dorme bem. ☐ Perda de cabelo (mais do que o habitual). ☐ Se mulher: falha ou irregularidade da menstruação. ☐ Apatia, desânimo. ☐ Outros:	☐ Eu como de maneira diferente quando outros estão presentes. ☐ Comparo minha comida com a que os outros estão comendo, em quantidade e tipo de alimentos. ☐ Fico preocupado com o que as pessoas pensam da minha comida. ☐ Fico preocupado com o que as pessoas pensam a respeito do meu corpo. ☐ Tento comer o mesmo tipo e quantidade de comida que os outros estão comendo. ☐ Cancelo eventos sociais por causa dos alimentos ou refeições servidas. ☐ Evito comer em situações sociais. ☐ Meu comportamento e crenças sobre meu modo de comer e meu corpo têm interferido em meus relacionamentos. ☐ Outros:	☐ Fico preocupado com o que estou comendo. ☐ Sigo regras rígidas sobre minha alimentação. ☐ Conto calorias, carboidratos ou outros fatores sobre a comida. ☐ Penso nos alimentos como "bons" ou "maus". ☐ Sinto-me culpado se comer um alimento "ruim". ☐ Tenho oscilações de humor. ☐ Tenho medo de sentir fome. ☐ Tenho medo de me sentir demasiadamente "cheio". ☐ Não confio no meu corpo. ☐ Tenho medo de, se começar a comer comidas "proibidas", não vou parar de comer. ☐ Tenho fantasias com comida. ☐ Fico preocupado com pensamentos sobre o que eu como e o que não como. ☐ Outros:	☐ Se eu quebro uma regra alimentar, como ainda mais dessa comida "proibida". ☐ Se eu como demais, compenso pulando uma refeição ou comendo menos na próxima refeição, mesmo se eu estiver faminto. ☐ Como mais quando estou estressado. ☐ Pratico exercícios apenas para queimar calorias ou perder peso. ☐ Falo muito sobre dietas, peso e comida. ☐ Quando estou de férias, ignoro minhas regras e como mais do que preciso, não importando quão cheio eu me sinta. ☐ Tenho episódios de compulsão alimentar. ☐ Evito intimidade física. ☐ Outros:

Como as dietas de emagrecimento têm interferido em sua vida?

Além do aspecto financeiro, vai custar muito a sua busca por dietas. As dietas de emagrecimento podem causar muitos prejuízos à sua saúde comportamental e mental, bem como à sua saúde social e física e também aos seus relacionamentos. A lista a seguir vai ajudá-lo a examinar como as dietas têm afetado sua vida.

Quais são os benefícios pessoais que podem vir ao desistir das dietas de emagrecimento?

Responda às perguntas a seguir, utilizando as informações da Planilha de histórico de dietas e da Lista sobre a interferência das dietas de emagrecimento em sua vida.

1ª parte. Os diferentes custos das dietas de emagrecimento

1. De que modo as dietas afetaram sua vida social?

_____

_____

_____

_____

2. De que modo as dietas afetaram seu comportamento alimentar?

_____

_____

_____

_____

3. De que modo as dietas afetaram sua mente e estado de espírito?

_____

_____

_____

_____

Princípio 1 | Rejeitar a mentalidade de dieta 13

4. Quais são as consequências físicas vivenciadas por você com a prática da dieta?

_____

_____

_____

_____

5. Quanto tempo e dinheiro você gastou na busca da perda de peso?

_____

_____

_____

_____

2ª parte. Comparação de pensamentos fantasiosos com sua história

1. Que tipo de pensamento pode estar alimentando uma fantasia de seguir com mais uma última dieta?

_____

_____

_____

2. Tendo em vista sua história de dietas e o impacto em seu peso, comportamento alimentar, vida social e estado mental, relate algumas razões para parar de fazer dieta de uma vez por todas.

_____

_____

_____

_____

Os perigos da ciclagem de peso

Quando você vai pulando de uma dieta para outra, isso acarreta flutuações no peso, o que os pesquisadores denominam *ciclagem de peso* ou *efeito sanfona*.

Considerada isoladamente, a ciclagem de peso influencia sua saúde física e mental. Pesquisas realizadas ao longo dos últimos 25 anos demonstraram que a ciclagem de peso está indissociavelmente ligada a efeitos adversos para a saúde física e o bem-estar psicológico (Dulloo, Jacquet e Montani, 2012; Tylka et al., 2014):

- O emblemático *Framingham Heart Study* avaliou mais de 5 mil pessoas ao longo de um período de 32 anos, tendo constatado a existência de uma associação significativa entre a ciclagem de peso e as taxas de mortalidade em geral, bem como entre a mortalidade e a morbidade relacionadas às doenças cardíacas.
- Um estudo de perda de peso realizado na Coreia constatou que mulheres com histórico de ciclagem de peso perderam mais massa muscular, mas não mais gordura corporal, em comparação com mulheres que não experimentaram ciclagem de peso, apesar de a perda de peso ter sido, em geral, semelhante.
- O *Nurses' Health Study 2* descobriu que mulheres com histórico de ciclagem de peso ganharam mais peso ao longo do tempo e sofreram mais compulsão alimentar do que o grupo controle.
- A ciclagem de peso aumenta o risco de ocorrência de fraturas ósseas por osteoporose, cálculos biliares, perda de massa muscular, hipertensão, inflamação crônica e algumas formas de câncer.
- Também ficou demonstrado que a ciclagem de peso é um fator preditor do subsequente ganho de peso em atletas do sexo masculino envolvidos em esportes que dependem do peso, por exemplo, boxe, luta livre e halterofilismo.

Abandone a fantasia

Mesmo quando você tem certeza de que fazer dieta não funciona e, além disso, que sua prática lhe trará prejuízos, ainda assim poderá achar muito difícil abandonar a fantasia de perder peso e conseguir ser um "novo você":

1. Quais são as suas crenças com relação à perda de peso em geral?

_____

_____

_____

_____

Princípio 1 | Rejeitar a mentalidade de dieta 15

2. Quais são as suas crenças com relação à sua própria perda de peso?

_____

_____

_____

_____

3. De onde vêm essas crenças? Qual é a origem delas?

_____

_____

_____

_____

4. Como você fantasia uma mudança de vida pessoal, caso tente perder peso?

_____

_____

_____

_____

5. De que modo as suas crenças sobre a perda de peso o afetaram?

_____

_____

_____

_____

A. Alguns aspectos da sua vida foram negligenciados até você conseguir perder peso (p. ex., procurar emprego, relacionamentos ou atividades)?

_____

_____

_____

_____

16 Comer Intuitivo – exercícios práticos

B. Reflita sobre suas respostas à pergunta 5A. O que está faltando para que você explore tudo o que deseja encontrar na vida dentro do corpo que você tem "aqui e agora"?

_____

_____

_____

_____

_____

Apegar-se à fantasia da perda de peso pode manter você preso à mentalidade de dieta, mesmo quando não planeja seguir um comportamento de perda de peso.

Livre-se das ferramentas de fazer dieta

Pesar, medir e contar são ferramentas externas da dieta, da mesma forma que colecionar livros e artigos sobre o assunto. Qual dessas ferramentas ou técnicas você ainda pode estar usando? Reveja as afirmativas seguintes e marque aquelas que se aplicam ao seu caso.

	1. Conto calorias ou pontos e tento não exceder um total diário de _____.
	2. Não me permito fazer qualquer lanche que exceda determinado número de calorias ou pontos.
	3. Não me permito comer determinada refeição que exceda um certo número de calorias ou pontos.
	4. Quando eu como fora, escolho pratos com menos calorias ou pontos.
	5. Não me permito consumir bebidas que contenham calorias.
	6. Escolho atividades físicas e exercícios com base na quantidade de calorias queimadas.
	7. Não posso comer determinada refeição ou alimento se não souber as calorias ou os pontos.
	8. Evito comer alimentos ricos em carboidratos, como pão, cereais e massas.
	9. Evito comer alimentos que contenham açúcar.
	10. Evito comer alimentos que contenham gordura.
	11. Eu me peso com frequência.

(continua)

Princípio 1 | Rejeitar a mentalidade de dieta **17**

(continuação)

12.	Minha comida é sempre medida, para que eu tenha certeza de que não estou ingerindo muitas calorias.
13.	Conto a quantidade exata de comida que preciso ingerir (p. ex., nozes ou biscoitos), a fim de ter certeza de não comer mais do que uma porção.
14.	Peso minha comida para ter certeza de que não estou comendo muito.
15.	Se eu achar que comi muito, compenso fazendo mais exercícios.
16.	Pesquiso matérias na internet sobre novas dietas de emagrecimento e sobre como perder peso.
17.	Leio *blogs* e *sites* sobre dieta e "inspiração para emagrecer".
18.	Compro livros sobre dietas de emagrecimento.
19.	Coleciono receitas de baixas calorias para ajudar a perder peso.
20.	Tomo suplementos, inclusive chás, que prometem queimar gordura, acelerar o metabolismo ou ajudar a perder peso.

Reveja as afirmativas – as ferramentas de dieta – marcadas por você. Talvez sejam muitas, mas tudo bem. É importante começar exatamente do ponto onde você se encontra. O tempo todo trabalhamos com pessoas que usam várias ferramentas para "manter sua alimentação sob controle". Com o tempo, você vai aprender a abandoná-las, e essa conquista o levará a ter uma relação mais saudável com a alimentação. Por enquanto, selecione as três ferramentas que, em sua opinião, você abandonará com mais facilidade.

1. Anote a primeira ferramenta que você escolheu para trabalharmos juntos. Descreva o passo que você poderia dar para abandonar essa ferramenta. (P. ex., ao comer em um restaurante, em vez de selecionar a entrada com menos calorias, você pode escolher uma entrada que o satisfaça mais, independentemente de seu número de calorias.)

_____

_____

_____

_____

_____

_____

2. Escreva abaixo a segunda ferramenta e descreva um passo que você poderia dar para abandoná-la.

_____

_____

_____

_____

_____

3. Escreva a terceira ferramenta e descreva um passo que você poderia dar para abandoná-la.

_____

_____

_____

_____

_____

O contador de calorias que habita sua mente vai deixar de existir?

Se você conta calorias há muito tempo, é difícil parar, pois isso se tornou um hábito mental automático. Focar as calorias não o conecta ao Comer Intuitivo. Trata-se de uma ferramenta para fazer dieta. Simplesmente a vontade de parar não é suficiente para fazer esse hábito mental desaparecer. Mas, à medida que você se esforça para se tornar um Comedor Intuitivo, a contagem de calorias irá desaparecer, com certeza!

Aqui está o que você pode esperar. No início, você começará a sentir que a contagem se tornou irritante e enfadonha, porque estará cansado de tanto pensar em calorias. Então, à medida que passar a confiar no Comer Intuitivo para avaliar seus hábitos alimentares (como fome, saciedade e satisfação), a contagem calórica começará a ser colocada em segundo plano. Em seguida, simplesmente passará a tomar conhecimento das calorias, ou seja, você pode saber quantas calorias tem determinado alimento ou refeição, mas não tomará suas decisões alimentares com base nessas informações. Por fim, o total de calorias se tornará cada vez menos importante para você, e uma hora essa ferramenta será abandonada por completo.

Mentalidade de dieta: explorar as formas ocultas de dieta

Aquela voz autocrítica da dieta pode ser tão familiar para você a ponto de não percebê-la. Isso pode fazer com que você, sem querer, converta o Comer Intuitivo em apenas mais uma dieta, com suas regras e deveres – e isso o deixará estressado e com um grande sentimento de culpa. Por isso, é importante que você aprenda a identificar a mentalidade de dieta. Talvez, na verdade, você não esteja seguindo nenhuma dieta de emagrecimento, mas ainda assim a sua mente pode ter o hábito de usar a linguagem da dieta, o que, por sua vez, pode promover comportamentos alimentares restritivos. Por outro lado, alguns planos alimentares são, de fato, dietas de emagrecimento habilmente comercializadas sob o pretexto de "comer bem em benefício da sua saúde". Reveja as afirmativas a seguir e marque aquelas que se aplicam ao seu caso.

	1. Tento não comer carboidratos, como cereais, arroz ou macarrão.
	2. Gosto de fazer uso de suco *detox*.
	3. Geralmente descrevo o que comi em determinado dia como bom ou ruim.
	4. Se comer sobremesa, precisarei fazer mais exercícios.
	5. Se perceber que comi demais em determinada refeição, automaticamente comerei menos na próxima, independentemente do meu nível de fome e saciedade.
	6. Encaro a comida como "o inimigo".
	7. Eu me permito "dias de folga/fora da dieta". Nessas ocasiões, permito-me comer o que quiser, independentemente do meu nível de fome e saciedade.
	8. Eu como realmente com muito cuidado durante a semana toda e depois como o que gosto nos fins de semana, sem considerar o meu nível de fome e saciedade.
	9. Depois de comer um alimento proibido, eu penso "estraguei tudo", e então como o que quiser em grandes quantidades, independentemente do meu nível de fome e saciedade.
	10. Se estou planejando sair para jantar fora, reduzo a quantidade de alimento consumida durante o dia, independentemente do meu nível de fome e saciedade.
	11. Costumo escolher a menor porção de comida para uma refeição ou lanche, independentemente do meu nível de fome e saciedade.
	12. Nos dias em que deixo de fazer exercícios, compenso cortando o que eu como, independentemente do meu nível de fome e saciedade.

(continua)

(continuação)

	13. Sinto-me culpado se não faço exercício, porque isso significa que não queimei calorias.
	14. Participo de competições de perda de peso e desafios (como cortar o glúten ou a farinha branca, ou alimentos processados).
	15. Assisto a programas de televisão que valorizam a perda de peso, como inspiração.
	16. Gosto de falar sobre contagem de calorias dos alimentos.
	17. Se estou em um almoço ou em um restaurante, comparo o que estou comendo com os outros e me sinto mal se estiver comendo mais do que eles.
	18. Preocupo-me com o que as pessoas pensam sobre minha alimentação.
	19. Como menos quando estou perto de outras pessoas, independentemente do meu nível de fome e saciedade.
	20. Acredito que tenho que perder peso para ser saudável.

Reflexão sobre a mentalidade de dieta

Reveja as afirmativas sobre mentalidade de dieta marcadas por você.

1. Você descobriu algum padrão em seus pensamentos ou comportamentos?

_____

_____

_____

_____

_____

2. Com que frequência você tem esses pensamentos, ou fala sobre eles ao conversar com outras pessoas?

_____

_____

_____

_____

Princípio 1 | Rejeitar a mentalidade de dieta 21

3. De que modo a manutenção desse discurso faz com que você esteja vivenciando uma mentalidade de dieta?

À medida que você começa a pôr em prática os princípios do Comer Intuitivo, esses pensamentos e comportamentos vão ser transferidos para um segundo plano e, finalmente, desaparecerão. Sempre que você se sentir mal com o que comeu, reflita sobre o que acabou de dizer a si mesmo – há uma boa chance de que isso seja algum tipo de mentalidade de dieta. Por enquanto, o fato de você simplesmente rotular esses tipos de pensamentos como "mentalidade de dieta" já é um grande passo. Afinal, é preciso *prestar atenção* – sem críticas – para que uma mudança significativa venha efetivamente a ocorrer. Essa é uma característica da compaixão, que desempenha papel importante na sua caminhada para se transformar em um Comedor Intuitivo.

Evite transformar o Comer Intuitivo em mais uma dieta!

É importante que você tenha em mente que o processo do Comer Intuitivo é flexível, não é uma coisa rígida. O Comer Intuitivo está organizado com base em dez princípios, mas esses princípios não são regras! Pessoas que cronicamente fazem dieta têm uma capacidade incrível para transformar o Comer Intuitivo em uma mentalidade de dieta, e a marca registrada desse tipo de mentalidade se caracteriza pela rigidez de pensamento, por regras e críticas, em vez de direcionar o foco para a compaixão. À medida que você for avançando no livro e dando continuidade à prática do Comer Intuitivo, ficará cada vez mais fácil identificar a rigidez da mentalidade de dieta sempre que ela venha a se infiltrar em sua mente. Se você estiver em dúvida, sempre poderá retornar à seção sobre mentalidade de dieta.

Resumo

Neste capítulo, você aprendeu sobre a importância de cultivar a compaixão e examinou seu histórico e pensamentos sobre dietas. Você praticou maneiras de abrir mão das ferramentas e da linguagem da dieta. Tenha sempre em mente que a nossa sociedade está imersa em uma cultura de dieta – e por isso é tão fácil fazer tentativas com dietas de emagrecimento. Para que você abandone a mentalidade de dieta, deverá praticar continuamente – e lembre-se de ser compassivo consigo mesmo.

No próximo capítulo, você aprenderá outra maneira de abandonar a mentalidade de dieta: ouvindo e honrando os sinais de fome enviados pelo seu corpo.

CAPÍTULO 2

Princípio 2
Honrar a fome

Mantenha seu corpo biologicamente alimentado com energia e carboidratos adequados. Caso contrário, talvez seja acionado um impulso visceral para comer demais. Tão logo o ponto de fome excessiva tenha sido atingido, todas as suas intenções de comer moderadamente e de forma consciente se tornam passageiras e irrelevantes. Aprender a respeitar o primeiro sinal biológico de fome prepara o terreno para reconstruir a confiança em si mesmo e na comida.

A fome é uma indicação biológica natural; ela permite que você fique sabendo que seu corpo precisa ser alimentado. Nutrir o corpo é tão essencial para a vida quanto respirar. Honrar a fome é parte importante do Comer Intuitivo. Em muitos casos, os praticantes crônicos de dieta negam sua fome biológica, mas com tal atitude apenas conseguem ter uma reação negativa. Sua fome aumenta e desencadeia uma cascata biológica, tanto no aspecto físico como no psicológico – a "fome primal", um desejo urgente e intenso de comer – que, em muitos casos, resulta em comer demais. A "fome primal" é um estado que emerge sempre que a fome biológica fica sem resposta durante muito tempo. É como prender a respiração embaixo d'água até que a necessidade de ar se torne desesperadora; então, finalmente, você retorna à superfície. Em seguida a uma submersão prolongada, sua primeira respiração é primal – uma inspiração profunda e violenta – em lugar de uma inspiração de ar controlada. Trata-se de uma reação biológica compensatória.

Aqui vai um exemplo. Digamos que você almoce ao meio-dia e seja convocado para uma reunião inesperada depois do expediente. Após concluída a reunião, você finalmente segue para a academia – bem mais tarde do que o normal. Seu plano para o jantar era consumir uma refeição de que você desfruta com frequência: macarrão com salmão grelhado, servido com uma bela salada. Mas aí está você, malhando intensamente na esteira; são oito da noite e agora você está com tanta fome que só consegue pensar em comer. Você fica irritado e impaciente. Há um neologismo que descreve apropriadamente esse estado: *hangry*, uma fusão entre *hungry* (fome) e *angry* (ódio).

Torna-se difícil aproveitar o exercício, que normalmente significa o fim do dia de trabalho e o alívio do estresse. Você não aguenta mais, pega o celular e pede uma pizza de frango, que estará em sua casa assim que você chegar. Enquanto dirige para casa, você planeja comer algumas fatias com uma salada. Mas, em vez disso, você se pega devorando intensamente fatia após fatia e acaba com a barriga cheia demais para que possa comer a salada. Tal é o poder da biologia.

Tecnicamente, o termo *fome* refere-se à necessidade biológica de comer, mas muitas vezes é usado para descrever o mero *desejo* de comer (sem que tenham ocorrido os sinais de fome). Usamos a descrição *fome biológica* como um ponto para maior clareza, em referência aos sinais enviados pelo seu corpo indicando que ele precisa ser nutrido.

Muitos de nossos pacientes pensam na fome como o inimigo – algo a ser combatido ou ignorado, ou alguma coisa a ser trapaceada. Ao sentir fome biológica, a mente do praticante crônico de dieta costuma dizer *Não, não é hora de comer*, ou *Você ainda não pode estar com fome*. Mas ignorar a fome e empregar truques – como beber água ou comer algo "bem leve" (alimentos que fornecem volume com pouca substância ou calorias, como bolacha de arroz ou gelatina com zero açúcar) – torna o processo confuso para o corpo. Quando as regras da sua mente entram em conflito com a experiência direta de seu corpo (os sinais de fome, sobre os quais você aprenderá nas atividades descritas mais adiante, neste capítulo), a confiança em seu corpo se desgasta, daí a confusão aumenta. À medida que esses sinais de fome forem "atrapalhados", provavelmente você acabará se sentindo entorpecido, sem ter noção de como é a sensação de fome. Se a sua fome for silenciada com muita frequência, ela pode ficar "adormecida", o que tornará mais fácil comer por outros motivos. Isso é conhecido como *comer na ausência de fome*. Não é de admirar que muitos de nossos pacientes digam: "Simplesmente não sei mais como comer".

A privação crônica de comida decorrente da prática de dietas representa um ataque traumático ao seu corpo e à sua mente – um trauma nutricional, que se assemelha à fome real – que precisa ser remediado com uma alimentação consistente. Se você também tiver um histórico de carência alimentar – seja em decorrência de escassez, seja por negligência na infância –, fazer dieta e negar a fome resultará em reviver esse trauma. Cada refeição pode parecer como se fosse a última que você vai comer, mesmo se estiver em situação de segurança e com estabilidade financeira.

Honrar a fome é um passo fundamental para consertar seu relacionamento com a comida. Mas nem sempre é uma tarefa fácil. Honrar a fome pode ser um desafio, se você a tem evitado ou simplesmente não tem prestado atenção a ela.

É bem possível que os sinais de fome do seu corpo estejam adormecidos já há bastante tempo.

As atividades deste capítulo o ajudarão a:

- Cultivar a percepção geral dos sinais emitidos pelo seu corpo.
- Identificar o que está atrapalhando a sintonia, bem como as soluções.
- Identificar componentes importantes do autocuidado.
- Identificar os diversos sinais de fome.
- Identificar as várias qualidades da fome.
- Aprender a avaliar sua fome.
- Desenvolver um plano de alimentação, com autocuidado, para as ocasiões em que você não está sentindo fome, por exemplo, quando está doente ou em situação de muito estresse.

Consciência dos sinais corporais: consciência interoceptiva

Chamamos de *consciência interoceptiva* ou *interocepção* a capacidade de percepção das sensações físicas que acontecem dentro do corpo. A consciência interoceptiva é uma habilidade poderosa e inata, que consiste em perceber os sinais físicos de fome e de saciedade, estados corporais como o batimento cardíaco acelerado e a bexiga cheia, assim como as sensações físicas produzidas por emoções, por exemplo, a sensação de calor no corpo e o nervosismo que sentimos ao entrar em pânico. Essa é a *experiência direta* de seu corpo físico. Estar sintonizado com essas sensações faz com que você receba informações poderosas sobre seu estado fisiológico e psicológico, e provavelmente isso vai ajudar a determinar o que é preciso ser feito para que as suas necessidades sejam atendidas.

Não surpreende que alguns estudos tenham comprovado que os Comedores Intuitivos têm uma consciência interoceptiva mais aprimorada (Herbert et al., 2013; Tylka, 2006; Tylka e Kroon Van Diest, 2013). Essa vantagem também ocorre em pessoas que praticam a meditação. Os princípios do Comer Intuitivo cultivam a consciência interoceptiva, ou removem os obstáculos a esse tipo de percepção. Em geral, os obstáculos têm sua origem na própria mente – na forma de regras, crenças e pensamentos. Por exemplo, você pode ter uma regra determinando que não pode comer nenhum tipo de lanche, exclusivamente para que fique com muita fome entre as refeições. Isso é um obstáculo e também provoca conflito. Seu corpo está biologicamente faminto, mas sua regra determina que é *proibido comer entre as refeições*. Você pode tentar ignorar ou enganar essa fome, mas descobrirá mais adiante que ficou ainda mais faminto e desesperado para comer. Em outro ponto deste capítulo (na seção "Não posso estar com fome – acabei de comer! Diferenças entre pensamentos e sinais de fome") esse tópico será explorado em maior profundidade.

Você é capaz de perceber sua frequência cardíaca?

Uma maneira utilizada por pesquisadores para medir a capacidade de consciência interoceptiva das pessoas é pedir a elas que percebam seu coração batendo – para determinar a frequência cardíaca – sem que toquem fisicamente o corpo para conferir o pulso. Essa atividade em três partes o ajudará a ouvir e se conectar com as sensações do seu corpo, com enfoque da sua atenção na frequência cardíaca. Durante essa experiência, busque um lugar tranquilo onde possa ficar sentado e sem distração.

1ª parte. Aquecimento: monitore fisicamente o pulso

Se você já participou de atividades físicas, pode ter sido ensinado a monitorar sua frequência cardíaca tomando o pulso. Usando a mão direita, coloque os dedos indicador e médio no pulso da mão esquerda e sinta a sensação de seu pulso ou batimento cardíaco. É importante ter paciência. Depois de sentir o pulso, conte os batimentos cardíacos ao longo de um minuto. Faça isso algumas vezes, até se sentir confiante para localizar seu pulso.

2ª parte. Perceba sua frequência cardíaca

É fundamental que, durante esta atividade, não haja qualquer distração. Este exercício requer suavidade e paciência. Coloque as mãos (com as palmas voltadas para baixo) confortavelmente sobre as pernas (este é apenas um local de descanso para suas mãos). Respirando normalmente, faça algumas respirações de relaxamento. Quando se sentir calmo e relaxado, direcione sua atenção para as batidas do seu coração. Sem tentar tomar o pulso de forma manual, conte silenciosamente cada batimento cardíaco em seu corpo ao longo de um minuto. Este exercício exige alguma prática; nem todo mundo consegue sentir seus batimentos cardíacos na primeira tentativa.

3ª parte. Reflexão

Reserve um momento para refletir sobre as perguntas a seguir e escreva suas respostas.

Princípio 2 | Honrar a fome   27

1. Você conseguiu perceber a sensação de seu coração batendo? Em caso afirmativo, passe para a pergunta 2. Em caso negativo, pule para a pergunta 3.

---

2. Em que local do seu corpo você percebeu seu coração batendo? (É possível que os batimentos cardíacos sejam percebidos em muitos lugares diferentes, como nas mãos ou no peito.) Você percebeu seu coração batendo em mais de um local do seu corpo?

---

3. Como foi o seu diálogo interno durante os momentos em que estava tentando perceber seu coração batendo? Seus pensamentos foram críticos e agressivos? Ou foram gentis e compassivos?

A simples percepção de sua frequência cardíaca é uma das muitas maneiras de praticar a sintonia. Para pessoas que estão insatisfeitas com o corpo e demonstram ansiedade em relação à alimentação, essa é uma nova maneira de se conectar com o corpo, porque, neste caso, basta ouvir. A prática de meditação é outra maneira de se conectar com seu corpo. Em muitas práticas de meditação, sua atenção é simplesmente direcionada para a experiência de sua respiração. Assim como na percepção de seus batimentos cardíacos, esta é simplesmente outra prática de ouvir seu corpo.

Sugestão: tente reservar cinco minutos por dia para praticar a percepção de seus batimentos cardíacos. (Obviamente você está vivo e com o coração batendo – trata-se apenas de um novo nível de audição, que se tornará cada vez mais fácil com a prática.)

Conhecendo as sensações físicas do seu corpo

Vamos explorar *em que lugar* do seu corpo você experimenta diferentes estados físicos ou emoções, como sonolência ou estresse, e onde você sente diferentes sinais biológicos, como bexiga cheia ou sensação de sede. Nesta seção, também exploraremos a qualidade dessas sensações físicas. Exemplificando, se você está relaxado e com um pouco de sono, sua sonolência pode ser agradável. Se, por outro lado, você está sofrendo com o *jet lag* (insônia) e cronicamente privado do sono, a sonolência pode ser desagradável – para dizer o mínimo!

Prestar atenção regularmente às sensações físicas do seu corpo é uma atividade que o ajudará a aprender a ouvir suas sensações de fome. Ouvir as diferentes sensações corporais é uma forma de treinamento para a percepção dos sinais corporais.

Tenha em mente que essas sensações corporais não são "certas" ou "erradas" – elas são apenas informações. Se você não tem o costume de se conectar com o seu corpo e ouvi-lo, convido-o a apenas dar seus melhores palpites na atividade a seguir.

O objetivo deste exercício é ajudar a aumentar sua consciência das sensações físicas que surgem de seus sinais biológicos e estados físicos. Este exercício levará alguns dias para ser totalmente concluído. A coluna da esquerda lista uma série de sinais e estados corporais. Para cada um deles, reflita sobre onde em seu corpo você pode experimentar uma sensação física relacionada a esse sinal e marque um X na coluna correspondente: cabeça, olhos e assim por diante. Por exemplo, quando você está com sede, pode perceber a sensação na boca. Em seguida, nas últimas três colunas à direita, reflita sobre a experiência em geral – é agradável, desagradável ou neutra? Por exemplo, quando você está com sede, a sensação é agradável, desagradável ou neutra? (A sensação pode ser agradável, desagradável ou neutra dependendo de sua intensidade. Geralmente a sede pode ser neutra, mas será desagradável se for extrema. Para este exercício, não se preocupe com este detalhe – o motivo de um sinal do corpo ser percebido de uma maneira ou de outra. O objetivo é simplesmente ajudá-lo a aprender a reconhecer as próprias sensações.)

Conhecendo seu corpo: sensações físicas a partir de pistas biológicas e estados corporais

	Cabeça	Olhos	Boca	Pescoço ou garganta	Ombros	Peito	Estômago	Bexiga	Pernas	Geral		
										Agradável	Desagradável	Neutra
Sinais corporais												
Sede												
Vontade de urinar												
Fome												
Saciedade												
Estado físico												
Sonolento												
Inquieto												
Doente ou com mal-estar												
Descansado												
Estressado												

Reflexão sobre sintonia

1. Nas tentativas de familiarização com as várias sensações corporais, algumas pessoas têm dificuldade em percebê-las até que a experiência passe a ser intensa ou desagradável. Isso vale para o seu caso?

_____

_____

_____

2. Você notou algum padrão ou tendência nas sensações do seu corpo? Alguma coisa o surpreendeu?

_____

_____

_____

Na sua prática de prestar atenção à sabedoria do seu corpo, gradativamente você irá desenvolver uma consciência intensa de diversas sensações, que lhe darão informações poderosas para o seu bem-estar físico e emocional.

Complicadores do autocuidado e da sintonia

Qualquer coisa que interfira na capacidade que você tem de ouvir e responder às necessidades do seu corpo em tempo hábil é um complicador da sintonia. Os complicadores são as distrações, os pensamentos, as regras, as crenças e a falta de autocuidado.

O que você faz para se cuidar? Ou seja, o que você faz ativamente para atender às suas necessidades básicas e controlar o estresse? Colocamos essa importante pergunta porque pode ser difícil ouvir os sinais do seu corpo (como a fome), quanto mais responder em tempo hábil, se você estiver mergulhado em um estilo de vida exigente e caótico. Autocuidado adequado é uma base essencial para o Comer Intuitivo. Quando você está sofrendo de estresse, seja lutando contra prazos ou indo atrás do seu bebê pequeno, ocorre a ativação do sistema biológico de sobrevivência do seu corpo, de "luta ou fuga". O fluxo sanguíneo é desviado do sistema digestivo e direcionado para os membros, de modo a ajudá-lo a fugir ou "lutar contra o inimigo" – e isso resulta na falta de sinais de fome. (Biologicamente, usar energia para digerir a comida no estômago apenas o deixará mais lento – se você estiver tentando fugir de uma onça, por exemplo.)

Graças à tecnologia, a vida parece estar "funcionando" 24 horas por dia, sete dias por semana, e fica fácil demais se deixar levar, fazendo verdadeiros malabarismos com nossos muitos projetos e obrigações. Se você estiver em um estado de privação crônica de sono – tenha isto sido causado pelo estresse ou apenas porque está difícil ir para a cama na hora certa, por estar publicando suas postagens nas redes sociais –, isso pode afetar sua capacidade de ouvir seus sinais de fome ou de saciedade. A menos que haja uma demarcação de limites para proteger seu precioso tempo e energia, você poderá se sentir cronicamente destruído e esgotado – exausto, tanto emocional quanto fisicamente.

Ao contrário da crença popular, o autocuidado não consiste apenas em receber massagens e tomar banhos de espuma, embora tais atividades certamente possam ser consideradas uma forma de autocuidado. *Autocuidado* é definido como o processo cotidiano de atender às suas necessidades físicas e emocionais básicas, que envolvem a formação de sua rotina diária, relacionamentos e ambiente, conforme suas necessidades, para a promoção do autocuidado (Cook-Cottone, 2015). O autocuidado inclui uma ampla gama de atividades, por exemplo, dormir o suficiente e atender às necessidades emocionais, físicas, de relacionamento e espirituais. Essas atividades não devem ser vistas como um luxo ou uma busca egoísta. Na verdade, o autocuidado é tão importante que a Associação de Psicologia Americana incluiu esse conceito como um imperativo ético para os psicólogos – para que esses profissionais sejam emocional e mentalmente estáveis o suficiente para serem capazes de ajudar seus pacientes (Barnett et al., 2007).

Nesta seção, exploraremos as atividades de autocuidado e os complicadores da sintonia. Na tabela a seguir, marque as opções que se aplicam a você. Observe que na metade superior de cada categoria existem comportamentos positivos que atendem ao seu autocuidado; na metade inferior da tabela, há complicadores da sintonia que "operam contra" o que você faz para o atendimento de suas necessidades. Mas é bom saber que de forma alguma esta tabela inclui todas as possibilidades.

32 Comer Intuitivo – exercícios práticos

Avaliação de autocuidado

	Físicos	Emocionais e psicológicos	Relacionamentos
Comportamentos positivos	☐ Durmo o suficiente para me sentir descansado e restaurado ao acordar. ☐ Faço exames clínicos e odontológicos regularmente. ☐ Tiro folga do trabalho ou da escola quando estou doente. ☐ Visto roupas de que gosto e que são confortáveis. ☐ Tiro férias. ☐ Pratico uma atividade física de que gosto pelo menos cinco vezes por semana. ☐ Outros.	☐ Reservo tempo para autorreflexão. ☐ Estou ciente dos meus pensamentos, sem críticas. ☐ Estou ciente dos meus sentimentos, sem críticas. ☐ Escrevo um diário. ☐ Identifico e procuro atividades e lugares reconfortantes. ☐ Reservo tempo para relaxar. ☐ Reservo tempo para me divertir. ☐ Encontro coisas que me fazem rir. ☐ Tenho passatempos e interesses fora do trabalho ou da escola. ☐ Tenho compaixão por mim e pelos outros. ☐ Quando preciso, procuro terapia. ☐ Outros.	☐ Passo um bom tempo com pessoas de quem gosto e que me defendem e apoiam. ☐ Há alguém na minha vida que me ouviria se eu estivesse chateado ou se apenas precisasse conversar (amigos, família, um terapeuta, ou religioso). ☐ Mantenho contato com pessoas importantes em minha vida. ☐ Reservo tempo para ficar com minha família. ☐ Outros.

(continua)

(continuação)

	Físicos	Emocionais e psicológicos	Relacionamentos
Complicadores da sintonia	☐ Costumo pular refeições quando estou com falta de tempo. ☐ Assisto mais de duas horas de televisão por dia. ☐ Eu me exercito excessivamente, inclusive quando estou doente ou machucado. ☐ Eu fumo (ou uso cigarro eletrônico). ☐ Passo longos períodos sem comer. ☐ Quando estou estressado, como demais ou de menos. ☐ Costumo fazer várias tarefas ao mesmo tempo enquanto como: assisto televisão, checo *e-mails* ou leio. ☐ Frequentemente fico sem dormir. ☐ Bebo mais do que os níveis recomendados de álcool (mais de 1 ou 2 drinques por dia). ☐ Outros.	☐ Sinto-me culpado se não sou produtivo ou não faço algo importante. ☐ Não sei relaxar. ☐ Eu me envolvo em um diálogo interno agressivo ou crítico. ☐ Não me permito vivenciar meus sentimentos nem chorar. ☐ Tenho dificuldade para controlar o estresse. ☐ Ignoro meus pensamentos e sentimentos. ☐ Minha vida parece fora de controle. ☐ Outros.	☐ Não gosto de incomodar meus amigos ou família com meus problemas. ☐ Minha família não me apoia quando tenho problemas. ☐ Eu me preocupo com o que as pessoas pensam sobre mim. ☐ Eu me afasto das pessoas quando estou estressado. ☐ Outros.

(continua)

34 Comer Intuitivo – exercícios práticos

(continuação)

	Espirituais	Limites
Comportamentos positivos	☐ Passo tempo curtindo a natureza. ☐ Reservo tempo para reflexão. ☐ Procuro ou participo de uma conexão ou comunidade espiritual. ☐ Estou ciente dos aspectos não materiais da vida. ☐ Busco experiências de reverência. ☐ Tenho prática em meditação. ☐ Oro. ☐ Leio ou estudo livros ou artigos inspiradores. ☐ Outros.	☐ Mantenho uma programação administrável no trabalho ou na escola, que inclui pausas. ☐ Faço pausas na mídia eletrônica (computador, celular ou televisão). ☐ Recuso projetos ou responsabilidades extras se minha agenda estiver sobrecarregada. ☐ Estabeleço limites com minha família e amigos. ☐ Estabeleço limites com projetos voluntários. ☐ Estabeleço limites com o trabalho, por exemplo, não trabalhar durante as férias. ☐ Eu me esforço para conseguir equilíbrio entre trabalho, família, escola, lazer, relacionamentos e descanso. ☐ Eu me manifesto quando outros tentam ultrapassar meus limites. ☐ Outros.
Complicadores de sintonia	☐ Tenho atração principalmente por coisas materiais. ☐ Não paro para refletir sobre o significado da minha vida. ☐ Sempre acreditei que não tenho o suficiente. ☐ Não reflito sobre as coisas da minha vida pelas quais sou grato. ☐ Não acho que realmente tenho um propósito nesta vida. ☐ Outros.	☐ Tenho dificuldade em dizer não aos pedidos das pessoas. ☐ Sinto necessidade de fazer os outros felizes. ☐ Sinto-me egoísta se digo não a um pedido. ☐ Costumo assumir muitos projetos e atividades. ☐ Automaticamente aceito pedidos, sem refletir sobre a minha agenda ou compromissos anteriores. ☐ Tenho orgulho de estar superocupado. ☐ Outros.

Reflexão de autocuidado

Usando as informações de sua avaliação de autocuidado, responda às seguintes perguntas.

1. Quais tendências você observou em seus comportamentos positivos de autocuidado?

_____

_____

_____

_____

2. Quais são seus pontos fortes em termos de comportamentos de autocuidado?

_____

_____

_____

_____

3. Existem categorias de autocuidado que atualmente você não tem acessado?

_____

_____

_____

_____

4. Quais categorias de autocuidado precisam receber mais atenção, ou talvez ser mais constantes?

_____

_____

_____

_____

5. Quais foram seus complicadores de sintonia?

_____

_____

_____

_____

Práticas de autocuidado a ampliar

Revise cada uma das categorias de autocuidado de sua avaliação. Descreva uma ou duas estratégias que você deseja implementar de forma consistente para melhorar seu autocuidado.

Físicas
Exemplo: Trabalharei consistentemente para conseguir dormir o suficiente, indo para a cama, com as luzes apagadas, por volta das 22h30.

_____

_____

_____

_____

Emocionais e psicológicas
Exemplo: Vou relaxar 30 minutos quando chegar em casa depois do trabalho.

_____

_____

_____

_____

Limites
Exemplo: Vou recusar educadamente novos projetos de voluntariado até que meu atual compromisso de voluntariado na escola do meu filho tenha terminado.

_____

_____

_____

_____

Espirituais
Exemplo: Vou começar a praticar meditação pela manhã, 10 minutos por dia.

_____

_____

_____

Relacionamentos

Exemplo: Vou telefonar para pelo menos um de meus bons amigos uma vez por semana.

_____

_____

_____

_____

Complicadores de sintonia a serem diminuídos

Reveja cada uma das categorias de complicadores de sintonia na sua avaliação. Descreva uma ou duas perguntas nas quais você está disposto a trabalhar.

Físicos

Exemplo: Costumo comer fazendo várias tarefas. Vou comer pelo menos uma refeição por dia sem distração.

_____

_____

_____

_____

Emocionais e psicológicos

Exemplo: Não sei relaxar. Vou me permitir relaxar lendo algo divertido, não relacionado ao trabalho ou à escola, pelo menos 5 vezes por semana.

_____

_____

_____

_____

Limites

Exemplo: Digo sim automaticamente às solicitações, sem considerar minha própria programação e compromissos. Vou praticar o não imediatismo em minhas respostas às solicitações dizendo algo como: "Preciso verificar minha programação e entrarei em contato com você amanhã para avisar se posso ajudá-lo". Isso me permitirá pensar com cuidado antes de dizer sim ou não.

Espirituais

Exemplo: Não tenho prática espiritual. Vou ler um artigo inspirador a cada semana.

Relacionamentos

Exemplo: Frequentemente eu me isolo quando estou estressado. Vou aceitar pelo menos um convite por semana, para ser sociável.

Conhecendo sua fome biológica

A fome biológica pode ser experimentada de várias maneiras, com diferentes sensações em partes distintas do corpo. E ela pode variar, dependendo da pessoa. Existem também diferentes qualidades na experiência da fome. Por exemplo, se você ficar com muita fome (i. e., esfomeado), geralmente essa será uma experiência desagradável, mas, se estiver com um pouquinho de fome, muitas vezes a sensação será agradável.

Reflexão

Pense em uma ocasião recente em que você ficou com muita fome. Por exemplo, você teve que ficar até tarde no trabalho ou na escola e não pôde sentar para jantar por até 8 horas depois de ter almoçado. Qual foi a intensidade da sua fome? Qual foi a qualidade da experiência para você: agradável, desagradável ou neutra? Em que local do corpo você percebeu essa sensação?

_____

_____

_____

Conexão fome-corpo-mente

Quando seu corpo está com fome, ele tenta chamar sua atenção de várias maneiras, desde mudanças de humor e de energia até pensamentos cada vez mais intensos sobre comida. Quanto mais você esperar para nutrir seu corpo, mais intensas serão essas experiências. Saber quais são seus sinais de fome pode parecer um objetivo frustrante, sobretudo se você não sente fome há muito tempo – talvez porque você esteja desanimado pelo estresse ou não tenha se permitido sentir fome. Quanto mais você ouvir o seu corpo, mais começará a ouvir e sentir os sinais mais sutis da fome.

Lembre-se de que cada pessoa é diferente e de que não existe uma maneira certa ou errada de sentir fome. Logo a seguir você tomará conhecimento de algumas das diferentes maneiras pelas quais pode perceber os sinais de fome. Marque aquelas que você percebe.

☐ Estômago: uma variedade de sensações, inclusive roncos, barulhos, sensação ácida ou vazio. Embora essa seja uma forma comum de sentir fome, muitas pessoas não sentem os sinais de fome no estômago.

☐ Garganta e esôfago: dor irritante, sensação de acidez.

☐ Cabeça: pensamento enevoado, tontura, dor de cabeça, dificuldade de focar e de se concentrar. Tem mais pensamentos sobre comida e alimentação.

☐ Humor: irritabilidade ou mau humor. Talvez você tenha que se esforçar um pouco mais para evitar falar de modo brusco e áspero, mesmo que não se apresente com irritação para as pessoas.

40 Comer Intuitivo – exercícios práticos

☐ Energia: Vai diminuindo, talvez até o ponto da sonolência. Pode ocorrer adormecimento e até mesmo apatia em relação a fazer qualquer coisa.
☐ Desânimo: letargia geral.
☐ Outros:____

Conhecendo sua fome

Para entrar em contato com as nuances da sua fome, é bom verificá-la várias vezes ao longo do dia. Uma maneira prática de fazer essa verificação é usar uma escala de classificação de 0 a 10, em que 0 significa "fome desagradável" e 10 significa "saciedade desagradável". Muitos pesquisadores usam um sistema de classificação como esse quando avaliam questões de fome e saciedade (a chamada *escala visual analógica*). Esse tipo de avaliação também é utilizado para a avaliação da dor em pessoas hospitalizadas, porque, assim como a fome, a dor é uma sensação subjetiva. Por esse motivo, não existe um número certo ou errado; esse é apenas um método que vai ajudá-lo a ouvir e se sintonizar com seus sinais de fome. A tabela a seguir fornece descrições qualitativas mais detalhadas da escala de 0 a 10.

	Pontuação	Descrição das sensações de fome e de saciedade	Qualidade geral da sensação		
			Agradável	Desagradável	Neutra
Fome excessiva	0	Faminto. Esta é a fome primal, que é muito intensa e urgente.		X	
Fome excessiva	1	Esfomeado e irritável. Ansioso para comer		X	
Fome excessiva	2	Com muita fome. Ansioso por uma refeição ou lanche fartos.	X		
Faixa normal de alimentação	3	Com fome e pronto para comer, mas sem urgência. Trata--se de uma fome "educada".	X		
Faixa normal de alimentação	4	Sutilmente com fome, um pouco vazio.			X
Faixa normal de alimentação	5	Neutro. Nem com fome nem cheio.			X
Faixa normal de alimentação	6	Começando a sentir a saciedade.			X
Faixa normal de alimentação	7	Saciedade confortável. Sente-se satisfeito e contente.	X		
Completamente cheio	8	Um pouco cheio. Parece não ser agradável, mas ainda não surgiu uma experiência desagradável.			X
Completamente cheio	9	Muito cheio, excessivamente repleto. Sente-se desconfortável, como se precisasse desabotoar a calça ou afrouxar o cinto.		X	
Completamente cheio	10	Dolorosamente cheio, empanturrado. Você pode sentir náusea.		X	

Reflexão

Reveja a tabela Descrição das sensações de fome e de saciedade. Reflita sobre seus estados habituais de fome e responda às seguintes perguntas da melhor maneira possível. (Tudo bem se você não souber. O próximo exercício lhe dará muitas oportunidades para praticar).

1. Em que escala você costuma *sentir* as sensações de fome? Talvez 0, talvez 2?

_____

_____

_____

2. No momento em que você honra sua fome, sua experiência de fome tende a ser agradável, desagradável ou neutra?

_____

_____

_____

Escala de descoberta da fome

Para realmente entender as variações da sua fome, você precisará ouvir e experimentar repetidas vezes. Não é diferente de aprender a tocar um instrumento musical – sem prática, você não vai melhorar a sua habilidade.

Usando o Diário da escala de descoberta da fome a seguir, acompanhe sua classificação de fome, a qualidade de sua fome e os alimentos consumidos em uma refeição ou lanche. Tente se esforçar para ser preciso com relação ao tempo que ficou sem comer, pois isso o ajudará a perceber quaisquer padrões e tendências na intensidade da fome entre suas refeições. Faça isso durante alguns dias. (Talvez seja interessante fazer cópias do Diário da escala de descoberta da fome.)

Primeiro, anote o horário e avalie sua fome escrevendo o número que melhor reflita seu nível de fome antes de fazer sua refeição ou lanche (com base na escala de descoberta de fome e saciedade acima, com 0 sendo "fome primal" e 10 sendo "estufado"). Em seguida, observe a qualidade de sua fome. É agradável, desagradável ou neutra? Marque a alternativa que se aplica a você.

Diário da escala de descoberta da fome

Hora	Pontuação da fome (0-10)	Qualidade da fome			Refeição/ alimento consumido	Comentários
		Agradável	Desagradável	Neutra		

Reflexão sobre a escala de descoberta da fome

Depois de preencher o Diário da escala de descoberta da fome durante alguns dias, responda às seguintes perguntas.

1. Quais tendências você nota com sua classificação da fome?

_____

_____

_____

2. Em que nível a sensação de fome parece certa para você? Talvez uma classificação de 2 ou 3?

_____

_____

_____

3. Em relação ao tempo, qual padrão de alimentação funciona melhor para você? Talvez você se sinta melhor comendo a cada 4 a 5 horas, ou a cada 2 a 3 horas?

_____

_____

_____

4. Se você consumiu refeições ou lanches mais leves ou menores, como isso afetou a frequência de sua fome? Por exemplo, sua fome se manifesta antes da próxima refeição ou lanche? Talvez você ache que está sempre comendo?

_____

_____

_____

Nutrição como autocuidado

Se você estiver sob estresse crônico ou doente, evidentemente não poderá depender dos sinais de fome para que o seu corpo seja adequadamente alimentado. Esse também pode ser o caso se você for um atleta que está em regime de treinamento intenso – a fome fica temporariamente diminuída durante algumas horas.

Geralmente essas condições são temporárias, mas ainda assim o seu corpo precisa de nutrição. É como ter um medidor de gasolina quebrado em seu carro, indicando sempre que o tanque de gasolina está cheio. O medidor pode informar que o tanque está cheio, mas ainda assim você precisa abastecer o tanque com gasolina. Sua mente racional substitui o indicador do medidor de gasolina. Nesse caso, você deve anotar a distância percorrida pelo carro e abastecê-lo quando calcular que o combustível está acabando. Da mesma forma, se você não sentir os sinais de fome, precisará recorrer ao seu pensamento racional para se manter nutrido. (Lembre-se de que o Comer Intuitivo é uma interação dinâmica de instinto, emoção e pensamento racional.) Talvez isso pareça ir contra a proposta do Comer Intuitivo, de ouvir o seu corpo, mas, em situações em que seus sinais de fome estão "desligados", trata-se realmente de um tipo de autocuidado em forma de nutrição.

Vale a pena manter um plano de autocuidado para se alimentar durante essas fases de pressão. Se você é um atleta, isso pode significar que deverá fazer várias refeições durante o dia, a fim de se cuidar. Se você estiver passando por uma situação de estresse crônico, talvez tenha que proceder dessa maneira ao longo de vários dias, ou mesmo semanas (ou pelo tempo que for necessário). É muito mais fácil planejar com antecedência quando você está se sentindo bem, em vez de esperar até ser coagido pela pressão. Aqui vão algumas orientações gerais:

1. Os alimentos e refeições que você ingere precisam ter uma quantidade adequada de energia para sustentar seu corpo.
2. Geralmente é melhor não ficar mais do que 4 a 5 horas sem comer. (Esse é o tempo em que comumente você consegue manter o açúcar no sangue em nível normal durante as horas de vigília, dependendo de quanto você comeu e da composição do que você comeu na refeição anterior. Mas, efetivamente, algumas pessoas sentem sinais reais de fome depois de passar 3 a 4 horas sem comer.)
3. A melhor estratégia é que você planeje preparar o que também corresponda ao seu nível de energia no momento. Por exemplo, se você está esgotado e exausto, provavelmente não vai querer preparar uma refeição elaborada, mesmo que goste de cozinhar.
4. Um padrão geral de alimentação que funciona bem consiste em fazer pelo menos 3 refeições e um lanche da manhã e da tarde. (Essa é apenas uma sugestão, não uma obrigação.)

Meu plano de nutrição para autocuidado "de emergência"

Crie para você um plano ideal de nutrição para a promoção do autocuidado fazendo uma lista do que pode comer quando seus sinais de fome simplesmente não estiverem presentes e você estiver com pouca vontade de comer. Lembre-se de que aqui não estamos falando de um plano alimentar rígido – é simplesmente uma oportunidade de oferecer exemplos de refeições e lanches de emergência de que você pode gostar – ou que pelo menos pode tolerar – com o objetivo de abastecer o seu corpo.

1. Reflita sobre refeições de fácil preparo (ou acesso), que sejam atraentes e que costumam sustentar seu corpo por algumas horas. Liste essas refeições na coluna Ideias para refeições.
2. Às vezes, em situações de extremo estresse, o ato de fazer uma refeição pode parecer uma tarefa impossível. Nessas situações, talvez você se sinta melhor consumindo refeições menores (ou mesmo apenas lanches) com mais frequência ao longo do dia. Reflita sobre lanches ou refeições leves que geralmente podem manter seu corpo sustentado por algumas horas e liste-os na coluna Ideias para lanches.

Conforme essas ideias forem surgindo, é importante que você seja flexível e faça os ajustes necessários. Não será possível saber se realmente suas ideias funcionam até testá-las em condições da vida real, isto é, quando você estiver com pouca vontade de comer. Mas, ao testar as suas ideias, você aprenderá quais refeições ou lanches são mais eficazes no seu caso.

Ideias para refeições	Ideias para lanches

Não posso estar com fome – acabei de comer! Diferenças entre pensamentos e sinais de fome

Às vezes há confusão sobre dever comer ou não, porque os pensamentos podem interferir na experiência direta dos sinais de fome do corpo. Aqui está uma história que comumente ouvimos: Digamos que você tenha tomado o café da manhã às sete horas. No entanto, apenas uma hora depois, às oito, você está claramente com fome biológica. Seu estômago está doendo e roncando. Você se sente vazio e tem vontade de comer. Mas seu primeiro pensamento é: *Não posso estar com fome – acabei de comer!* E então você tenta se distrair da fome e espera até chegar a hora do almoço. É compreensível se sentir confuso ou mesmo irritado por sentir fome logo depois de ter consumido uma refeição. Mas há uma série de razões pelas quais seu corpo simplesmente pode precisar de mais alimento:

- Na véspera, sua atividade física atingiu um nível excepcionalmente mais puxado.
- Na véspera, você comeu muito menos.
- Na verdade, o seu café da manhã às sete pode ter sido mais um "belisco" do que uma refeição.
- Você está tendo um dia de mais fome.
- Você se exercitou cedo naquela manhã; então, ao se sentar para o café, sua fome diminuiu e você não comeu o suficiente.
- Você está com alguma condição física, por exemplo, na fase pré-menstrual, que o está deixando com mais fome do que o normal.

Às vezes, honrar a fome em tempo hábil pode ser algo inconveniente e confuso, mas na verdade não difere muito de ter necessidade de ir ao banheiro, mesmo que você já tenha ido apenas uma hora antes. Ambos são sinais biológicos básicos – a única diferença é que geralmente as pessoas não se sentem culpadas nem acham que fizeram algo errado se precisarem ir de novo ao banheiro. É algo apenas um pouco irritante, não uma acusação moral.

Cada vez que sente fome biológica e responde honrando a fome com nutrição, você estabelece confiança e uma conexão com seu corpo. Toda vez que você honrar a fome porque seu corpo está sentindo fome aqui e agora, o resultado será clareza, não confusão.

A próxima atividade o ajudará a explorar as diferenças entre os sinais e os pensamentos de fome. Essa atividade vai ajudá-lo a esclarecer do que você precisa para cuidar de seu corpo. Na planilha Mente, sinal do corpo ou autocuidado?, leia cada afirmativa e marque a alternativa apropriada para indicar qual categoria se encaixa melhor. Algumas afirmativas podem se encaixar em mais de uma categoria, mas qualquer delas se encaixará melhor em uma destas categorias.

- *Mente* reflete um pensamento, opinião ou julgamento.
- *Sinal do corpo* reflete uma experiência direta ou sensação do seu corpo.
- *Autocuidado* é uma ação que cuida das nossas necessidades, mas envolverá também a mente.

Planilha: Mente, sinal do corpo ou autocuidado?

Afirmativa	Categoria		
	Mente	Sinal do corpo	Autocuidado
1. Não posso estar com fome – tomei o café da manhã há uma hora.			
2. Mereço comer esta comida, porque hoje eu me exercitei na academia.			
3. Meu estômago está vazio e estou tendo dificuldade para me concentrar. Preciso comer.			
4. Eu pulo o café da manhã. Isso vai impedir que eu sinta mais fome pelo resto do dia.			
5. Tenho medo de que, se eu comer esse lanche para compensar minha fome, eu ganhe calorias extras, desnecessárias.			
6. Não fiz meus exercícios hoje e ingeri muitas calorias! Sinto que são calorias excessivas, porque não me exercitei. Mas fiquei com fome o dia todo, então comi.			
7. Não como desde o café da manhã, cerca de seis horas atrás; portanto, devo comer alguma coisa, embora não sinta fome.			
8. Não sei quando vamos chegar à casa dos meus pais para jantar. É uma viagem longa. É melhor fazer um lanche.			
9. Estou ansioso com a minha apresentação no trabalho, minha boca está seca e estou com o estômago embrulhado – por causa disso, vou pular o café da manhã.			
10. Não estou com muita fome para jantar. Comerei alguma coisa leve, mas satisfatória.			

© 2017 Evelyn Tribole/New Harbinger Publications.

50 Comer Intuitivo – exercícios práticos

Respostas e explicação da planilha:
Mente, sinal do corpo ou autocuidado?

Afirmativa	Categoria		
	Mente	Sinal do corpo	Autocuidado
1. Não posso estar com fome – tomei o café da manhã há uma hora. *Este é um pensamento (mente). O que seu corpo está experimentando fisicamente, aqui e agora?*			
2. Mereço comer esta comida, porque hoje eu me exercitei na academia. *Isso é um pensamento (mente). Esse pensamento pode refletir uma recompensa, ou direito.*			
3. Meu estômago está vazio e estou tendo dificuldade para me concentrar. Preciso comer. *Esta é uma experiência do seu corpo. A afirmativa é também um pensamento, uma avaliação, que reflete a necessidade de comer, e que também poderia ser de autocuidado.*			
4. Eu pulo o café da manhã. Isso vai impedir que eu sinta mais fome pelo resto do dia. *Este é um pensamento (mente), que também reflete a mentalidade de fazer dieta.*			
5. Tenho medo de que, se eu comer esse lanche para compensar minha fome, eu ganhe calorias extras, desnecessárias. *Este é um pensamento (mente), que também reflete a mentalidade de fazer dieta.*			
6. Não fiz meus exercícios hoje e ingeri muitas calorias! Sinto que são calorias excessivas, porque não me exercitei. Mas fiquei com fome o dia todo, então comi. *Este é um pensamento (mente) que reflete a mentalidade de fazer dieta. Mas a experiência direta do corpo era que a fome estava sendo honrada. Esse é um bom exemplo de mudança de foco para honrar a fome, em vez de obedecer ao pensamento crítico. Os pensamentos tendem a desaparecer gradualmente, não sumir de forma repentina.*			

(continua)

Princípio 2 | Honrar a fome **51**

Respostas e explicação da planilha:
Mente, sinal do corpo ou autocuidado? *(continuação)*

Afirmativa	Categoria		
	Mente	Sinal do corpo	Autocuidado
7. Não como desde o café da manhã, cerca de seis horas atrás; portanto, devo comer alguma coisa, embora não sinta fome. *Observe que o autocuidado decorre do pensamento (mente). Como você diferencia um pensamento de autocuidado?*			
8. Não sei quando vamos chegar à casa dos meus pais para jantar. É uma viagem longa. É melhor fazer um lanche. *Este é um pensamento de autocuidado.*			
9. Estou ansioso com a minha apresentação no trabalho, minha boca está seca e estou com o estômago embrulhado – por causa disso, vou pular o café da manhã. *As sensações são uma experiência direta do corpo, associada à ansiedade, o que está mascarando a necessidade biológica para sua nutrição. O ato de autocuidado seria comer algo que não exacerbasse a náusea.*			
10. Não estou com muita fome para jantar. Comerei alguma coisa leve, mas satisfatória. *Esta questão é ambígua, para indução de uma investigação. Como essa afirmativa pode refletir a experiência direta do seu corpo? Fazer um plano para comer alguma coisa leve é uma forma de dieta ou autocuidado?*			

Reflexão

1. Como você pode fazer a diferença entre um pensamento de mentalidade de dieta e um pensamento que reflita o autocuidado?

_____

_____

_____

2. Como a percepção de seus pensamentos, em comparação com a percepção da experiência direta de seus sinais corporais, pode ajudá-lo a se tornar um Comedor Intuitivo?

_____

_____

_____

Resumo

Agora você tem práticas básicas para tomar consciência da fome e para honrar sua fome. Tenha em mente que conhecimento e prática não são a mesma coisa. Vai ser muito importante que você persevere na prática contínua de identificação e resposta ao sinal da fome. Para algumas pessoas, certamente vão passar poucas semanas até que seja possível identificar as nuances da fome. Para outras, o processo pode demorar meses. Todo mundo é diferente. Não existe um cronograma ou prazo corretos para que esse princípio seja cumprido. Lembre-se de ser paciente e, no desenrolar desse processo, seja gentil consigo próprio. No próximo capítulo, você aprenderá a fazer as pazes com a comida.

CAPÍTULO 3

Princípio 3
Fazer as pazes com a comida

Faça uma trégua – e pare de lutar com a comida! Dê a si mesmo permissão incondicional para comer. Se você declarar a si mesmo que não pode ou não deve comer determinado alimento, isso poderá resultar em sentimentos intensos de privação que se transformarão em desejos incontroláveis e, em muitos casos, em compulsão alimentar. Quando você finalmente ceder à comida proibida, o ato de comer será vivenciado com tamanha intensidade que, em geral, o resultado será uma comilança de "última ceia", seguida por uma culpa avassaladora.

Não será possível fazer as pazes com a comida se você declarar guerra ao seu corpo ou aos alimentos que você come. A proibição de comer determinados alimentos pode ter um paradoxal efeito rebote, que irá desencadear um consumo excessivo de comida. Você já viu como a privação biológica (fome) pode resultar em comer excessivamente. Mas há também outro fator preponderante em jogo – os efeitos psicológicos da privação, que estranhamente alimentam o pensamento obsessivo sobre comida, o que, em última análise, conduz ao excesso no consumo e à desconexão com relação ao seu corpo.

Fazer as pazes com a comida é um componente essencial do Comer Intuitivo, que envolve comer os alimentos que você deseja em sintonia com seus níveis de fome e saciedade. Trata-se do processo de tornar suas escolhas alimentares *emocionalmente* iguais, sem que você atribua a tais escolhas uma carga de vergonha ou de julgamento, não importa se você estiver comendo jujubas verdes ou brócolis. Sua dignidade permanece intacta, independentemente de suas escolhas alimentares. Você não é uma pessoa má ou boa com base no que come!

Quando você realmente se permite comer o que gosta, isso possibilita a experiência pessoal de vivenciar o sabor e o efeito da comida no seu corpo. Se a comida não tiver ultrapassado os limites, desaparecerá aquela ameaça do tipo "agora ou nunca" de comer demais. Quando você já não sente mais que está se privando de determinado alimento, isso abre caminho para que você possa argumentar: *Será que eu gosto mesmo do sabor desta comida? Eu gosto do modo como essa comida é percebida em meu corpo? Eu optaria por me sentir assim novamente depois de comer esta refeição ou lanche? Eu escolheria comer novamente dessa maneira?* Afinal, essa não será a última vez que você curtirá essa comida – então, por que você iria querer repetir a experiência de comer isso de um modo que não lhe faz bem ou não é satisfatório?

Outra finalidade de ter permissão incondicional para comer é a supressão da reação de privação, que se acumula e cresce a cada nova dieta de emagrecimento que você tenta, com mais alimentos empurrados para a lista dos alimentos proibidos. Em resumo, esse princípio tem por objetivo valorizar sua saúde emocional e excluir o viés de moralidade de sua alimentação, ao mesmo tempo que busca ampliar a flexibilidade de suas escolhas alimentares.

Neste capítulo, exploraremos resumidamente a ciência e a psicologia por trás desse princípio, e o que realmente significa comer com permissão incondicional. As atividades propostas em seguida irão ajudá-lo a:

- Explorar sua predisposição para fazer as pazes com a comida – com qualquer alimento.
- Aprender a criar um ambiente seguro para fazer as pazes com a comida.
- Praticar a maneira de selecionar um alimento específico para experimentação.
- Aprender a avaliar e verificar a experiência alimentar.

Por que a permissão incondicional para comer é vital: o esquema da privação

Sempre que você é privado de algo de que gosta ou precisa, começa a desejar essa coisa – seja a vontade intensa de tomar um banho depois de dias em um acampamento ou um desejo por frutas e vegetais frescos durante uma viagem sem acesso a eles. Nas pessoas que fazem dieta de emagrecimento o efeito da privação é profundo.

Para controlar a alimentação, pessoas que estejam cronicamente em dieta seguem regras rígidas que impõem o que elas podem ou não comer, dando pouca importância à experiência da fome, saciedade e satisfação. Consequentemente, as pessoas que estão cronicamente em dieta vivem dependendo do comando de suas mentes e questionam as necessidades de seus corpos. Passado algum tempo, a consciência interoceptiva (isto é, a capacidade de perceber as sensações físicas que emergem do interior do nosso corpo) fica adormecida. Viver e comer de acordo com as regras parece funcionar muito bem – até que alguma coisa dá errado. Essa "coisa" pode ser um evento, uma emoção, um pensamento, um desejo intenso, ou apenas puramente a fome, que faz a pessoa acabar violando alguma "regra alimentar sagrada". Basta consumir um pouquinho da comida errada na hora errada, e todo o controle conseguido a duras penas vai para o espaço. Adeus, regras da dieta. Todas as restrições são quebradas, e o que se segue é um banquete de comilança do tipo tudo ou nada – pois amanhã será um novo dia e as comidas proibidas novamente estarão "fora dos limites". Então é melhor se apressar e comer agora, antes que você mude de ideia. Podemos testemunhar esse fenômeno até em pessoas que estão se preparando para *iniciar* uma dieta. Em seguida apresentamos um breve esboço dos fatores que promovem esse padrão de alimentação do tipo tudo ou nada, em que a restrição alimentar contribui para o consumo excessivo.

Teoria da restrição alimentar

A teoria da restrição alimentar descreve o que ocorre quando pessoas que seguem rigidamente dietas de emagrecimento abandonam a dieta ou quebram regras alimentares. Os pesquisadores canadenses Janet Polivy e C. Peter Herman foram os pioneiros na teoria da restrição alimentar, fundamentada na observação de um padrão alimentar previsível entre indivíduos que fazem dieta. O estudo desses pesquisadores exerceu influência fundamental no modelo do Comer Intuitivo (Tribole e Resch, 1995, 2012).

O efeito "dane-se"

As pessoas que fazem dieta tendem a avaliar seus sucessos ou fracassos com a alimentação em termos do momento presente. Sucesso consiste em atravessar o dia inteiro sem violações da dieta. E o simples fato de pensar que estragou a dieta já é suficiente para que essa pessoa desencadeie o consumo de mais alimentos, independentemente dos níveis de fome ou saciedade. Essas pessoas descrevem apropriadamente esse ciclo de restrição-comer em excesso como o *efeito dane-se* (Herman e Polivy, 1984).

Percepção

Comedores restritivos tendem a comer demais, mesmo que apenas tenham *imaginado* que violaram uma de suas regras alimentares. Muitas pessoas em dieta têm suas regras sobre não comer alimentos com alto teor calórico; por causa disso, os pesquisadores realizaram um estudo curioso sobre teste do sabor. Pessoas que estavam fazendo dieta foram informadas de que iriam provar um alimento com alto teor calórico (quando, na verdade, não era o caso). A mera percepção de "estragar" sua dieta foi suficiente para fazê-las comer em excesso (Urbszat, Herman e Polivy, 2002).

Antecipação da restrição alimentar

Um estudo com "amantes de chocolate" descobriu que, quando a restrição ao chocolate lhes foi imposta durante três semanas, ocorreu aumento no consumo de chocolate antes e depois do período de restrição (Keeler, Mattes e Tan, 2015). Para muitas pessoas que estão em dieta de emagrecimento, a mera antecipação do começo de uma nova dieta é suficiente para desencadear um consumo excessivo de comida – ou seja, um banquete de adeus à comida.

Portanto, na verdade os comedores restritivos não acabam comendo menos comida em geral. Os pesquisadores sugerem que uma pontuação elevada de restrição alimentar em questionários (o que significa um grau elevado de restrição alimentar) parece refletir com mais precisão a culpa relacionada à alimentação, em comparação com a comida efetivamente consumida (de Witt Huberts, Evers e de Ridder, 2013).

A ironia da supressão do pensamento

Muitas pesquisas sugerem que a supressão do pensamento não tem eficácia. Além disso, esse tipo de supressão pode ser contraproducente, porque ajuda a garantir o próprio estado de espírito que a pessoa esperava evitar (Wenzlaff e Wegner, 2000). Imagine, por exemplo, ouvir alguém dizer: "Não pense em um urso-branco". Esse é um exemplo de supressão de pensamento. Experimente – feche os olhos por um minuto e tente não pensar em um urso-branco. O que você descobriu?

Da mesma forma, os autores de um estudo inovador pediram aos participantes que pensassem em voz alta, como em um fluxo de conscientização, enquanto tentavam não pensar em um urso-branco (Wegner et al., 1987). Essa inocente instrução desencadeava um efeito rebote, e os participantes mencionavam o urso pelo menos uma vez por minuto! Além disso, o grupo "não pense em um urso-branco" tinha mais pensamentos sobre esse peludo mamífero nórdico, em comparação com o grupo controle, que tinha recebido a instrução oposta – pensar em um urso-branco. Pesquisas também demonstraram que a tentativa de suprimir pensamentos relacionados à comida não só exacerba o pensamento sobre a comida, mas também pode aumentar o comportamento de comer (Barnes e Tantleff-Dunn, 2010).

O fenômeno do fruto proibido

Não coma comida vermelha. O fascínio por um alimento proibido também é intensificado em quem não está fazendo dieta. Em um engenhoso estudo, um grupo de crianças foi informado de que não poderia comer os confeitos M&M vermelhos, mas que poderiam comer tantos M&M amarelos quanto quisessem (os mesmos doces, apenas de cor diferente). É fácil adivinhar qual foi o confeito que teve mais atenção e maior consumo: sim, foi o vermelho (Jansen, Mulkens e Jansen, 2007). Um estudo semelhante descobriu que, quando as crianças não tinham permissão para comer frutas ou doces, essa restrição aumentava o consumo de ambos os alimentos (Jansen et al., 2008).

Um conjunto de pesquisas com crianças demonstrou que, quanto mais os pais restringem a alimentação de seus filhos, mais isso cria um efeito rebote, levando a criança a comer maior quantidade do alimento proibido, além de ficar mais desconectada de seu corpo. Tal situação faz com que as crianças comam na ausência de fome e que também comam demais. É mais provável que essas crianças cresçam com maior risco de comer emocionalmente e tenham IMC mais alto, sobretudo no caso das mulheres (Galloway, Farrow e Martz, 2010).

Registro: Quais são os alimentos que você atualmente proíbe ou restringe?

Esta atividade tem como objetivo ajudá-lo a imaginar com clareza o impacto da proibição ou restrição de alimentos. Use a planilha a seguir para relacionar os alimentos que estão atualmente fora dos seus limites. Para refrescar sua memória, a planilha está organizada por categoria de alimentos.

Categoria	Alimento		
Cereais (grãos)			
Frutas			
Doces e sobremesas			
Alimentos processados			
Gorduras e alimentos gordurosos			
Alimentos ricos em calorias			
Outros			

58 Comer Intuitivo – exercícios práticos

Reflexão: seu registro de alimentos proibidos

Reveja sua lista e reflita sobre a última vez que comeu um desses alimentos.

1. Descreva seus pensamentos e comportamento alimentar quando decidiu comer um de seus alimentos proibidos.

_____

_____

2. Enquanto está comendo um alimento proibido, você está conectado ao paladar e às sensações de saciedade que surgem em seu corpo? Ou você descreveria o ato de comer tal alimento como algo desconectado, talvez urgente?

_____

_____

3. De que modo comer um dos seus alimentos proibidos afeta:

   A. Seu consumo de comida pelo resto do dia?

_____

_____

   B. Seu humor?

_____

_____

   C. Como você se sente com relação a si próprio?

_____

_____

Habituação: familiaridade e exposição geram normalidade

Alimentos proibidos permanecem excitantes e "uma novidade" para quem está fazendo dieta, por não estarem sujeitos ao efeito da habituação. A habituação explica o que acontece quando você é repetidamente exposto ao mesmo estímulo – seja esse estímulo um carro, um relacionamento ou comida. O estímulo deixa de ser novidade. Por exemplo, a primeira vez que você ouve outra pessoa importante sussurrar "Eu te amo", é muito emocionante. Mas, dez anos depois, ouvir o mesmo "Eu te amo" da mesma pessoa, embora possa ser agradável, não é mais tão emocionante.

Em se tratando da alimentação, a habituação é o motivo pelo qual as sobras tornam-se menos atraentes com o passar do tempo, mesmo que seja uma sobra de sua comida preferida. Quanto mais você comer a mesma comida, menos atrativos ela irá lhe oferecer. É apenas comida... Certamente ela ainda é saborosa, mas não é lá grande coisa. Vários estudos demonstraram o efeito da habituação com muitos alimentos diferentes, inclusive pizza, chocolate e batata frita (Epstein et al., 2009).

A dieta impede que ocorra o efeito da habituação

O problema para quem está sempre fazendo dieta é que as regras de proibição de alimentos não permitem que a reação de habituação aconteça. Em vez disso, forma-se um ciclo vicioso em seguida a cada dieta: ela começa com a restrição alimentar, seguida de quebras na restrição e no consumo de alimentos proibidos, o que irá provocar sentimento de culpa e falta de controle com relação ao consumo desses alimentos. O sentimento de culpa e o descontrole na alimentação fornecem evidências falsas da necessidade de se impor ainda mais regras para a restrição da alimentação. "Vou fazer outra dieta!" (Ver Fig. 3.1.) O efeito da habituação e da restrição, em combinação com o fenômeno do "fruto proibido", gera as condições para uma crise perfeita de alimentação exagerada, isto é, de um ataque geral aos alimentos proibidos. Não é de admirar que um número cada vez maior de estudos demonstre que, quanto mais a pessoa faz dieta, maior é a probabilidade de seu envolvimento em uma compulsão alimentar (Holmes et al., 2014).

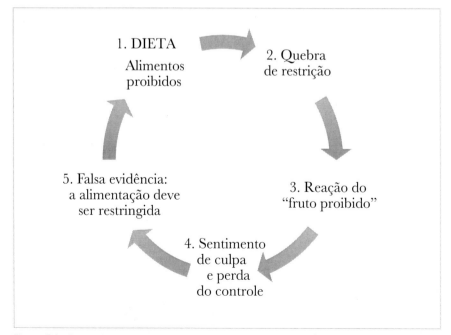

Figura 3.1 Fazer dieta é um obstáculo ao efeito da habituação.

60 Comer Intuitivo – exercícios práticos

Existem dois outros fatores-chave que podem interferir no efeito da habituação: distração e estresse. Esse é um golpe duplo para quem está fazendo dieta de emagrecimento. A própria dieta aumenta a resposta ao estresse, ao estimular o corpo a produzir mais cortisol, o hormônio do estresse (Tomiyama et al., 2010). Comer de forma distraída prejudica o se habituar às qualidades recompensadoras de comer determinado alimento (Robinson et al., 2013). Isso significa que talvez, então, haja necessidade de maior quantidade de comida para que a pessoa se sinta satisfeita. Essa é mais uma razão pela qual é tão importante comer sem distração com a maior frequência possível.

Reflexão: sua história alimentar de "última ceia"

Você acabou de ler sobre o poderoso impacto exercido pela privação, restrição alimentar e habituação. Agora vamos examinar esse impacto em sua própria história de dieta. Pode valer a pena refletir sobre as respostas da sua Planilha do histórico de dietas no Capítulo 1.

1. Com qual frequência você faz uma "festa de despedida" com comida como forma de preparação para uma nova dieta ou *detox* – raramente, às vezes ou com frequência? Descreva esse ritual.

---

2. Se você percebesse que "estragou" sua dieta, que comportamentos isso provocaria: comer demais, deixar de comer pelo resto do dia, ou outra coisa? Descreva.

---

3. Se você terminou uma dieta ou programa alimentar, qual é a probabilidade de permanecer conectado às sensações físicas de fome e saciedade? Descreva.

Medos que inibem o avanço

Apesar de estudos bem convincentes publicados, a ideia de comer um "alimento proibido" pode parecer uma proposta ameaçadora. Mesmo assim, fazer as pazes com a comida é um princípio fundamental para que você melhore seu relacionamento com a comida. Se você acredita que não deve comer determinado alimento, por que deixaria de comê-lo depois de ter quebrado a regra? Em vez disso, comer permanece algo assustador, e trava-se um verdadeiro cabo de guerra com uma ansiedade crônica e persistente a cada vez que você come, especialmente quando os alimentos proibidos são abundantes ao seu redor. Então, não há paz. Nem liberdade. Por isso, vamos analisar alguns dos medos possíveis.

Quais são os seus medos?

O quadro a seguir lista alguns medos comuns que podem fazer com você resista em se permitir comer alimentos proibidos. Marque as afirmativas que se aplicam ao seu caso.

Sim	Afirmativa
	1. Assim que começo a comer um alimento proibido, não paro.
	2. Já tentei antes, mas não funcionou.
	3. Não vou comer de forma saudável.
	4. Acho que sou viciado em meus alimentos proibidos.
	5. Não confio em mim mesmo quando se trata de comida.
	6. Meus amigos ou minha família vão criticar minhas escolhas alimentares.
	7. Não tenho o direito de comer esses alimentos até perder peso.
	8. Outros.

Reflexão: medo de comer alimentos proibidos

À medida que você reflete sobre essas afirmativas e suas respostas, é importante que seja mantida uma perspectiva de autocompaixão. Esta atividade diz respeito à descoberta e ao aprendizado, não sendo um exercício de autojulgamento.

1. *Não vou parar de comer determinado alimento.* Esse é um medo comum expresso por pessoas que fazem dieta, e reflete privação e falta de habituação. Sem a experiência de habituação, alimentos como o chocolate, por exemplo, permanecem sendo emocionantes e intimidantes. Fazer as pazes com a comida depende da experiência da habituação. É compreensível que, se você ainda não experimentou a "normalidade" de um alimento favorito, resistirá a comê-lo. Quando você sabe que determinado alimento não está mais "fora dos limites", descobrirá que, quando consumir esse alimento até um ponto que ultrapasse a satisfação, o sabor agradável dele diminuirá e, além disso, o desconforto físico de comer demais se tornará evidente. Você perceberá que comer em excesso suas comidas favoritas é algo que não vale mais a pena. Em sua opinião, o que

62 Comer Intuitivo – exercícios práticos

aconteceria se você comesse sua comida proibida todos os dias, em todas as refeições? Essa seria uma experiência satisfatória todos os dias?

_____

_____

2. *Tentei comer alimentos proibidos antes, mas não funcionou.* Em termos de comportamento, você pode ter se permitido a liberdade de comer alimentos proibidos, mas você *realmente* tinha permissão incondicional para comer? Reflita sobre uma ocasião recente em que que você se permitiu comer determinado "alimento proibido" e descreva a experiência. Você impôs alguma condição ao se permitir comer o alimento proibido?

_____

_____

Esta é uma pergunta difícil para muitas pessoas. Enquanto lê o exemplo a seguir, conecte-se calmamente com as afirmativas para verificar se elas podem ser aplicáveis ao seu caso.

Talvez você tenha se proposto uma pseudopermissão, ou seja, você impôs condições sobre o quanto poderia comer, por exemplo: *Posso comer apenas um biscoito, mas somente se eu estiver com um peso bom.* Ou talvez tenha feito um acordo, como compensação por comer um alimento proibido: *Posso comer esta fatia de torta se correr 8 quilômetros, ou se comer menos na próxima refeição.* Esse acordo compensatório impõe uma condição em sua alimentação, de modo a torná-la aceitável.

Ou talvez você tenha se encontrado no estilo de comer "dane-se", isto é, de comer seja lá o que for. Nessa situação, você está no comportamento de comer o alimento proibido, mas não tem permissão incondicional para comê-lo. Em vez disso, essa situação reflete uma alimentação reativa – *Vou simplesmente comer essa comida. Tenho que excluir essa comida do meu sistema* – em que, em última análise, a intenção é reassumir o controle, com regras rígidas com relação à alimentação.

3. *Não vou comer de forma saudável.* Comer de forma saudável é uma coisa boa. Mas, quando você acredita que sua oportunidade de comer determinado alimento proibido é agora ou nunca, a prioridade para a saúde naquele momento torna-se passageira e será mais provável que você coma o tal alimento na ausência de fome. Ao fazer as pazes com uma comida proibida, você não voltará a comê-la em excesso nem se sentirá ansioso para isso. Tendo em vista que você se deu permissão para comer um biscoito, não irá se sentir culpado. Consequentemente, você realmente *saboreia* o biscoito pela primeira vez e talvez descubra que o biscoito é pouco saboroso (muito atraente, mas sem sa-

bor) e decida não comê-lo, ou pode descobrir que o biscoito é absolutamente delicioso e que só basta uma ou duas mordidinhas para ficar satisfeito. Mas tenha em mente que, enquanto você ainda está se familiarizando com o Comer Intuitivo e adquirindo confiança em suas habilidades, é bom saber que, ao se concentrar cedo demais em uma alimentação saudável, provavelmente adotará a nutrição como outro conjunto de regras de dieta. Por enquanto, deixe a alimentação saudável em segundo plano. Vamos nos concentrar nesse aspecto mais tarde, depois que você já tiver se tornado um Comedor Intuitivo. Reflita sobre como a busca por um relacionamento saudável com a comida pode, em última análise, melhorar sua saúde (mesmo que isso signifique se permitir comer uma comida da lista de restrições).

---

4. *Sou viciado em comida.* A dieta é a porta de entrada que torna os alimentos proibidos ainda mais atraentes e deixa cada vez mais difícil parar de comê-los. As restrições alimentares e a fome aumentam o valor recompensador da comida, mas isso não é vício; trata-se de uma reação de compensação diante da privação – um efeito rebote – e de uma resposta biológica para a sua sobrevivência. (Mais adiante neste capítulo examine o quadro "E se você acreditar que é viciado em comida?".) Existem alimentos que lhe causam desconforto ao comer, coisas que talvez pareçam um pouco ameaçadoras, mas que parecem ter uma qualidade especial para você, do tipo "Eu não posso parar de comer esses alimentos"? Agora, faça uma lista desses alimentos e pense em começar a fazer as pazes com eles primeiro.

---

5. *Não confio em mim mesmo quando se trata de comida.* Lembre-se de que fazer dieta prejudica sua autoconfiança e a conexão com seu corpo. Foi a dieta que falhou com você e perpetuou a mentalidade da dieta e excessos. Confiança leva tempo para ser cultivada, mas ela aumentará a cada vez que você honrar sua fome e cuidar de suas necessidades básicas. Seu corpo sobreviveu a um trauma nutricional, e suas células precisam saber que serão alimentadas e cuidadas – e para que isso aconteça haverá necessidade de repetição e consistência. Ao longo da sua vida já houve algum tempo em que você não tinha problemas com a comida? Reflita sobre seu comportamento alimentar antes de ter começado a fazer dieta.

64 Comer Intuitivo – exercícios práticos

Por outro lado, se você teve a experiência de fazer dieta quando era muito jovem ainda, com pais bem-intencionados que monitoravam cada porção de comida que você colocava na boca, uma mensagem poderosa pode ter sido internalizada: não se pode confiar na comida. Nessa situação, seria compreensível sua falta de confiança em si próprio com relação ao ato de comer. É até provável que, pela primeira vez na vida, você esteja aprendendo a comer e a responder aos sinais internos do seu corpo. Se essa for o seu caso, que declaração reconfortante ou compassiva você pode fazer para si mesmo?

6. *Meus amigos ou minha família criticarão minhas escolhas alimentares.* Ninguém além de você pode saber quais são os seus pensamentos, sentimentos, experiências, fome e nível de saciedade, muito menos quais os alimentos irão satisfazê-lo. Só você sabe. O processo que tornará você um Comedor Intuitivo é uma caminhada interior, um esforço individual; e mesmo comentários bem-intencionados e críticas de outras pessoas não ajudarão nessa conexão. Não é preciso que essas pessoas entendam o processo, mas é muito importante que elas o respeitem em sua caminhada. Pode valer a pena estabelecer um limite ou pedir ajuda aos seus amigos e familiares. Descreva o que você poderia dizer a familiares e amigos preocupados caso eles façam comentários sobre suas escolhas alimentares.

7. *Primeiro, preciso perder peso.* Esse pensamento reflete a mentalidade de dieta. Tenha sempre em mente que a raiz do problema está situada no seu foco na perda de peso e na dieta. O Comer Intuitivo significa a cura de sua relação com os alimentos, a mente e o corpo – e isso poderá, ou não, resultar em perda de peso. Concentrar-se na perda de peso apenas fará o problema se prolongar, e tal atitude não vai ajudá-lo em nada. Descreva o que você poderia dizer a si próprio para manter o foco em se tornar um Comedor Intuitivo.

E se você acreditar que é viciado em comida?

Você pode realmente ser um viciado em comida? É como se alguém perguntasse se você pode ser viciado em respiração. Comer e respirar são atividades vitais para nossas vidas. Ainda assim, existe uma crença predominante de que pessoas podem ser viciadas em comida. O verdadeiro problema é que o conceito de vício alimentar é, na melhor das hipóteses, controverso – e pode ser um obstáculo ao seu progresso na identificação das causas de comer demais que podem ser evitadas, por exemplo, fazer dieta (Long, Blundell e Finlayson, 2015). Além do vício, são muitas as razões pelas quais a comida pode parecer irresistível, fazendo com que você seja motivado a comer.

Acredita-se que a comida seja recompensadora. Os alimentos são necessários para a manutenção da nossa sobrevivência. É por isso que, se você fez dieta ou teve que jejuar para a realização de determinado procedimento médico, provavelmente terá mais pensamentos e desejos por comida. O jejum ativa o cérebro para potencializar a dopamina, o neuro-hormônio da sensação de bem-estar. Um estudo com imagens cerebrais de adolescentes que fazem dieta demonstrou que a privação calórica aguda e prolongada aumenta o valor de recompensa dos alimentos, particularmente de comida saborosa e rica em calorias (Stice, Burger e Yokum, 2013).

O jejum cria ratos "viciados em açúcar". Um estudo inovador realizado na Princeton University despertou o interesse pelo conceito de vício alimentar. Os pesquisadores induziram ratos a apresentarem compulsão por açúcar, depois que os animais foram privados de comida por 12 horas, seguindo-se um período de 12 horas com acesso a açúcar e ração. Esse modelo tem um detalhe muito importante, raramente debatido. A única maneira que os pesquisadores encontraram de conseguir esse efeito de "vício" foi criando um estado de desnutrição para os ratos durante 12 horas. Outro grupo de ratos foi submetido a uma condição de dieta idêntica (ração e açúcar), mas os animais não foram submetidos ao período de jejum e tiveram acesso total à ração. Os ratos que não jejuaram não se empanturraram de açúcar (Carr, 2011). O título dessa pesquisa deveria ter sido "Restrição de alimento causa consumo excessivo de açúcar".

Só porque algumas pessoas usam o termo "vício em comida", isso não significa que seja verdade. Como exemplo, vamos considerar o Questionário de Vício Alimentar de Yale (*Yale Food Addiction Questionnaire*, YFAS). É evidente que uma ferramenta de avaliação elaborada por uma universidade altamente conceituada é prova de que o vício alimentar existe, certo? Não! Long, Blundell e Finlayson (2015) criticaram o YFAS como um argumento circular – uma falácia lógica – que funciona mais ou menos assim:

P: Por que essa pessoa é viciada em comida?

R: Por ter tido pontuação alta no YFAS.

P: Por que essa pessoa tem pontuação alta no YFAS?

R: Por ser viciada em comida.

(continua)

66 Comer Intuitivo – exercícios práticos

(continuação)

Ao examinarmos mais atentamente o YFAS, as perguntas podem realmente estar refletindo as consequências da restrição alimentar e da dieta! Quando o questionário foi estruturado e validado, os pesquisadores não controlaram a dieta, o que é um fator gerador de enorme confusão (Gearhardt, Corbin e Brownell, 2009). Na verdade, a grande maioria dos estudos sobre o vício da comida não controla o histórico de dietas.

Condicionamento aprendido, não vício. Comer pipoca no cinema ou comer amendoim assistindo a um jogo são exemplos comuns de condicionamento aprendido. O Dr. Ivan Pavlov ficou famoso por fazer seus cães salivarem simplesmente ao tocar uma campainha. Pavlov conseguiu esse feito ao dar a seus cães uma guloseima a cada vez que fazia a campainha tocar. Após repetidas exposições, bastava que os cães ouvissem a campainha para que ficassem babando. Mas houve um importante desenrolar desse estudo, que não é tão conhecido. Pavlov descondicionou os cães tocando a campainha, mas agora sem dar guloseimas aos animais. Fez isso repetidas vezes. Em consequência, os cães desconectaram o som da campainha do ato de receber as guloseimas. Assim, deixou de existir a salivação antecipatória.

Por último, quando pessoas com compulsão alimentar comem alimentos proibidos como parte de seu tratamento, o problema diminui significativamente (Kristeller e Wolever, 2011). A teoria do vício em comida deveria prever o contrário.

Você está pronto para fazer as pazes com a comida?

As perguntas a seguir têm por finalidade ajudá-lo a avaliar sua predisposição para vivenciar novas experiências e desafios alimentares. Lembre-se de que esta não é uma avaliação de aprovação ou reprovação. Em vez disso, ela tem por objetivo ajudá-lo a ter uma noção de sua própria disponibilidade para se aventurar em novas experiências alimentares.

Sim	Não	
		1. Desfruto de um ambiente no qual posso comer sem pressa e sem distrações.
		2. Sou capaz de identificar os principais pontos de fragilidade – como estar faminto, muito estressado, muito cansado e assim por diante.
		3. Sou capaz de identificar claramente meus sinais biológicos de fome, que vão desde estar com uma sensação de vazio e esfomeado até uma fome agradável e suave.
		4. Posso identificar claramente meus sinais biológicos de saciedade, que variam desde uma saciedade suave até um estado doloroso de empanturramento.

(continua)

(continuação)

Sim	Não	
		5. Posso distinguir entre a desconfortável sensação de culpa e a sensação incômoda de me sentir demasiadamente cheio.
		6. Sou capaz de lidar com meus sentimentos sem ir atrás de comida.
		7. Eu sei a diferença entre estar com fome o suficiente para fazer uma refeição completa e apenas precisar de um lanche.
		8. Consigo sentir uma satisfação prazerosa ao comer uma refeição.
		9. Sou capaz de tolerar a sensação desagradável de ter comido demais e estar muito cheio sem ter que compensar pulando uma refeição ou fazendo mais exercícios.
		10. Minhas escolhas alimentares não são afetadas pelas opiniões dos outros.

© 2017 Evelyn Tribole/New Harbinger Publications.

Reflexão: quão pronto você está para fazer as pazes com a comida

Se você respondeu "sim" à maioria das perguntas acima, isso indica que você está pronto para prosseguir com o processo de fazer as pazes com a comida. Tenha em mente que você ainda pode achar que não está pronto, mesmo que tenha respondido "sim". Tudo bem. Algumas dessas afirmativas refletem os princípios do Comer Intuitivo que serão abordados nos capítulos seguintes. É compreensível que, nesse ponto de sua caminhada, você ainda não se sinta pronto. Se você ainda não leu o livro *Intuitive Eating* [Comer Intuitivo], a leitura dele o ajudaria a entender o processo e a ficar mais completamente pronto para enfrentar esse problema. E pode valer a pena ler o restante deste livro para perceber de que forma as práticas estão interconectadas.

Se você respondeu "não" à maioria das perguntas acima, ou se simplesmente acha que ainda não está pronto para continuar, é importante progredir em um ritmo que seja confortável para você. Se, por exemplo, você é um comedor emocional, talvez queira direcionar logo o seu foco para essa questão (consultar o Cap. 7, Lidar com as suas emoções com gentileza). Ou, se você está tendo dificuldade com o autocuidado (ver Cap. 2), talvez precise de mais tempo para que essa base fique claramente estabelecida. Pode ter certeza de que, com um pouco mais de prática, irá adquirir as habilidades necessárias.

Lembre-se de que não há uma ordem específica para que você complete ou domine os princípios do Comer Intuitivo. Você deve apenas fazer o que é certo para você e para sua situação. Certamente alguns leitores vão achar alguns princípios mais fáceis do que outros, e outros talvez tenham que trabalhar de

68 Comer Intuitivo – exercícios práticos

forma mais lenta e cuidadosa em determinados capítulos. Se, depois de terminar este livro, você ainda achar que precisa de ajuda, existem profissionais de saúde especializados em Comer Intuitivo (no final deste livro, na Lista de recursos, consulte a relação de Orientadores credenciados em Comer Intuitivo).

Habituação sistemática: fazer as pazes com a comida

O objetivo da permissão incondicional para comer não é "se acabar" na comida, como se você nunca mais fosse comê-la novamente (na verdade, essa é uma forma de privação). Em vez disso, o objetivo é acabar com a ansiedade da síndrome do "fruto proibido" por meio da habituação sistemática. Na verdade, fazer as pazes com a comida é uma forma de terapia de exposição, que envolve confrontar sistematicamente determinado medo (neste caso, a comida) para que as crenças equivocadas sobre o perigo que ele representa sejam rejeitadas (Harned et al., 2014).

Há muitas maneiras de fazer as pazes com a comida. Mas será mais fácil se aproveitarmos o que aprendemos com as pesquisas sobre habituação. Por exemplo, sabemos que a novidade, a variedade e a distração retardam o processo de habituação. Assim, vale a pena comer sem distração e escolher a mesma comida e o mesmo sabor antes de passar para outro alimento. Se você quiser fazer as pazes com o sorvete, por exemplo, é melhor escolher apenas um sabor, em vez de comprar uma variedade de sabores. Variar o sabor (ou mesmo a marca) prolonga o período de novidade – é quase como começar de novo com cada sabor, mesmo que seja o mesmo tipo de alimento.

É bem provável que você precise repetir esse processo várias vezes – com o mesmo alimento, bem como com diferentes alimentos proibidos. Esta não é uma corrida de velocidade, e é importante que você prossiga em um ritmo que seja confortável. Além disso, fique tranquilo: você não precisará percorrer as comidas de A até Z, testando todos os alimentos proibidos. Em vez disso, depois de muitas experiências de comer alguns alimentos proibidos diferentes, ocorrerá uma mudança – você terá certeza de que pode comer qualquer comida que quiser. A essa altura do processo, não haverá necessidade de qualquer outra prova ou experimentação. Isso vai depender da cronicidade de suas experiências com dieta, que é diferente para cada pessoa – mas todos nós podemos ter sucesso. É importante que você tenha paciência e autocompaixão ao longo do processo.

Prepare-se para tirar o melhor proveito de sua experiência

Preencha o questionário a seguir de modo a ajudá-lo em sua preparação para fazer as pazes com a comida de maneira sistemática.

Preparação

Escolha um horário em que provavelmente você não sinta muita fome (p. ex., uma hora após uma refeição):

_____

Escolha um alimento específico (considere a marca e o sabor):

_____

Decida onde você vai comer a comida:
☐ Em casa ☐ Fora ☐ Cozinha ☐ Sala de jantar ☐ Outro local

_____

O que você precisa para que se sinta seguro ao comer um alimento proibido? Talvez um dia sem estresse em um ambiente calmo? Talvez o apoio de seu colega, família ou amigos?

_____

Verificação durante o processo

É importante ficar conectado com suas experiências durante o processo de fazer as pazes com a comida. Eis alguns pontos para você refletir.

Antes: Observe o que você sente antes de começar sua experiência alimentar. (Excitação? Medo? Preocupação? Curiosidade?)

_____

_____

Durante: Como é o sabor? A textura? O sabor e a textura atendem às suas expectativas?

_____

_____

Depois: Alguma surpresa? De modo geral, a experiência de comer esse alimento atendeu às suas expectativas? Você faria alguma coisa diferente?

_____

_____

© 2017 Evelyn Tribole/New Harbinger Publications.

Tabela de etapas importantes

O objetivo desta tabela é ajudá-lo a acompanhar seu progresso em fazer rapidamente as pazes com a comida. Use a tabela para registrar qualquer etapa importante em que você se deu permissão para comer um alimento proibido e percebeu que a experiência foi bem-sucedida. Registre a data e o alimento desafiador e descreva sua experiência.

Data	Alimento	Experiência
Exemplo	Biscoitos	Eu me permiti comer biscoitos. Dei apenas duas mordidas, porque o sabor era decepcionante. Fiquei surpreso em verificar como foi fácil.
Exemplo	Sobremesa	Jantei em um restaurante famoso por seu *cheesecake*. Então, eu me permiti comer essa sobremesa. O *cheesecake* estava incrivelmente delicioso. Parei depois de quatro mordidas, porque me senti satisfeito. Fiquei triste e com vontade de comer mais. Mas depois falei para mim mesmo: "Eu posso comer depois do almoço amanhã", e parei.
Exemplo	Sanduíche	Comi um sanduíche no almoço, em lugar de uma salada grande. Eu estava com medo, mas fiquei muito surpreso com o fato de o sanduíche ter me sustentado até o jantar, sem que eu tivesse nenhum desejo por alguma coisa doce à tarde.

Algumas notas finais

O direito de comer (você não pode me dizer o que comer!)

Esse jeito de comer é motivado pela rebeldia, tendo pouca sintonia com a fome e a saciedade. Embora você possa argumentar e racionalizar esse tipo de pensamento — *posso comer isso porque quero* –, essa pode ser uma forma reativa e desconectada de comer. Há a tendência para que haja uma energia particular associada a esse jeito de comer – de um tipo intenso e rebelde. Mas em geral ele não é muito satisfatório, porque aqui não se trata realmente do sabor ou da sintonia; trata-se mais de fazer um protesto. Essa é uma armadilha que distorce a premissa do Comer Intuitivo. Tenha sempre em mente que você não tem nada a provar – nem para si mesmo nem para os outros.

E quanto às alergias e problemas clínicos?

Os alimentos proibidos mais problemáticos para comer de forma compensatória a restrição são aqueles que você mesmo se proíbe, para que possa perder peso. Certamente, há casos de problemas clínicos que tornam proibido o consumo de certos alimentos – no caso de uma alergia ao amendoim, que representa risco para a vida da pessoa alérgica; ou a doença celíaca, que é uma doença autoimune que só pode ser tratada se o paciente fizer uma dieta exclusiva com alimentos sem glúten. Em tais situações, é bem provável que essas pessoas sintam certo nível de privação, pois elas não estão mais livres para consumir certos alimentos sem que ocorra uma reação física adversa. Lembre-se de que o Comer Intuitivo consiste em ouvir todas as mensagens que seu corpo transmite e se esforçar para se sentir bem em decorrência de suas escolhas alimentares. À medida que você se torna um comedor intuitivo, seu corpo passa a responder aos alimentos que o fazem sentir-se bem; assim, se você estiver em sintonia com seu corpo, desejará cada vez menos consumir esses alimentos proibidos. Mas, se você continuar tendo reações emocionais, será importante discutir esse aspecto com seu terapeuta e/ou nutricionista. E, se você tiver menos acesso a alimentos por causa de limites financeiros, será também importante discutir seus sentimentos.

É possível que você também sinta certo nível de privação se eliminar alguns alimentos por razões éticas ou morais. Entretanto, é provável que suas convicções filosóficas prevaleçam com relação à privação.

Se você não tiver certeza sobre sua condição médica e sobre os alimentos consumidos, consulte sua equipe de saúde.

Resumo

Neste capítulo, você aprendeu a fazer as pazes com a comida e por que isso é um componente essencial do Comer Intuitivo. A privação psicológica de alimentos pode desencadear um efeito rebote, fazendo com que você coma alimentos proibidos em excesso. Quando esse tipo de privação é combinado com a mentalidade de fazer dieta e a fome biológica, assim que você der a primeira mordida no alimento proibido talvez pareça impossível parar de comer. A regularização das suas escolhas alimentares por meio do processo de habituação afasta a ansiedade e a urgência de comer o "fruto proibido". Além disso, acalma o medo de que você nunca pare de comer. No final das contas, trata-se de um processo de valorização da sua saúde emocional e de remoção do aspecto moral de comer; ao mesmo tempo, você terá maior flexibilidade em suas escolhas alimentares.

No próximo capítulo, você aprenderá como seus pensamentos são poderosos quando se trata dos sentimentos e, finalmente, como o pensamento afeta seu comportamento alimentar.

CAPÍTULO 4

Princípio 4
Desafiar o policial alimentar

O policial alimentar monitora as regras irracionais estabelecidas pela dieta. A "delegacia de polícia" alimentar está alojada bem no fundo de sua psique, e seu alto-falante emite farpas negativas, frases sem esperança e faz acusações que provocam um sentimento de culpa. Afastar o policial alimentar é uma etapa essencial para que você possa retornar ao Comer Intuitivo.

Neste capítulo, você aprenderá a silenciar o instigador da sua guerra com a comida, que são os seus pensamentos que dão vida à voz do que chamamos de polícia alimentar. Esses pensamentos e regras alimentares não surgem em sua mente do nada. Eles são internalizados, em decorrência de uma variedade de fatores.

Todos nós nascemos inocentes, repletos de instintos e de emoções e com a capacidade de, mais adiante, estruturar pensamentos. Mesmo no útero, a criança aprende sobre o mundo. Cheiros, vozes e sensações podem ser vivenciados, mas a formulação de um sistema de crenças sobre o mundo tem seu início tão logo a criança começa a ser influenciada pelo ambiente exterior, fora do útero. Crenças sobre pessoas, política, religião, cultura, educação e assim por diante, às quais a criança fica exposta enquanto vai crescendo, são os elementos fundamentais da formação inicial de suas próprias crenças. No mundo da alimentação essa criança vive em uma nação – e, talvez, em um lar – cheia de culpa por comer. Os alimentos costumam ser descritos em termos moralistas: irresistível, pecaminoso, tentador ou ruim. Essa maneira de encarar a comida se transformou em uma falsa religião. E fazer dieta se tornou um ritual de absolvição para livrar da culpa que é gerada por comer alimentos prazerosos.

O principal escudo para desafiar a polícia alimentar é, em primeiro lugar, desenvolver uma consciência isenta de julgamentos de seus pensamentos e, em seguida, cultivar respostas eficazes para os julgamentos e exigências impostos pela polícia alimentar. Aprender a fazer-se ouvir é um fator essencial para sua autoestima. Os exercícios deste capítulo proporcionarão maneiras de abordar e reformular esses pensamentos negativos, de modo que a polícia alimentar bata em retirada e, finalmente, desapareça.

Faça um exame de suas crenças

Nós introjetamos a polícia alimentar da sociedade – a voz cultural coletiva –, que passa a ser a nossa polícia alimentar interna. Sabemos onde localizá-la – na verdade, a polícia alimentar não tem um esconderijo muito inteligente. Ela está na primeira linha da sua mente, e em muitos casos você pode percebê-la como se estivesse instalada em seus ombros, como se fosse o Grilo Falante, cuja frase favorita era "deixe sua consciência ser o seu guia".

É possível que você tenha passado boa parte da vida acuado diante do falatório crítico de seu pai ou mãe, ou de um professor ou companheiro; o resultado disso foi a internalização dessas vozes, que passaram a ser suas vozes. Em consequência disso, você teve a sua mente obscurecida, cheia de dúvidas sobre si mesmo e com pensamentos negativos.

A solução desse problema consiste em fazer um exame das crenças – suas origens e o impacto que elas exercem em você –, pois, na verdade, tais crenças são o trampolim para os pensamentos do policial alimentar. Você aprenderá como esses pensamentos afetam seus sentimentos e, em última instância, o seu comportamento.

Avalie seu sistema de crenças em relação aos alimentos e ao seu corpo

Revise esta lista de crenças distorcidas predominantes. Marque as afirmações que se enquadram no seu sistema de crenças.

- ☐ Proteína é o melhor grupo alimentar.
- ☐ Gorduras nos alimentos os tornam gordurosos e me fazem engordar.
- ☐ Não há necessidade de consumir carboidratos durante o dia.
- ☐ Nunca devemos consumir alimentos com farinha branca ou açúcar.
- ☐ Todos nós sabemos que o glúten faz mal.
- ☐ Devemos ser magros para que possamos encontrar um parceiro perfeito, conseguir um bom emprego etc.
- ☐ As dietas são a forma mais eficiente de perder peso.
- ☐ Comer depois das 6 horas da tarde me fará ganhar peso.

A seguir, relacione todas as outras crenças que você tem sobre comida e sobre seu corpo:

_____

_____

_____

_____

_____

Examine a origem de suas crenças

As crenças são cultivadas e influenciadas por muitos fatores. Exemplificando, muitas pessoas têm uma história familiar de viver com o foco no peso e no corpo. A mãe pode comentar sobre a aparência de seu filho e como as roupas da criança "caem bem". O pai pode usar todos os dias a balança e conversar sobre dietas de emagrecimento. Já um dos avós talvez faça advertências sobre a quantidade de comida que seu neto está comendo. Em casa, é possível que haja muitas revistas repletas de fotos de celebridades, que foram alteradas digitalmente para deixar seus corpos perfeitos.

Reflita a respeito da origem de suas crenças sobre seu corpo ou sua alimentação:

_____

_____

_____

_____

As crenças afetam os pensamentos

Seus pensamentos são formulados com base em um conjunto de crenças que você mantém sobre como funciona o mundo à sua volta. Em geral, os pensamentos e regras ditados pelo policial alimentar são *distorções cognitivas* – colocações muito fortes, fundamentadas em crenças falsas. Se não forem questionados, esses pensamentos negativos poderão afetar muitos de seus comportamentos, sobretudo em relação à sua alimentação.

Examine seus pensamentos

A seguir, você terá alguns exemplos de distorções cognitivas. Leia cada um deles e reflita se já teve algum pensamento semelhante:

- *Jamais devo comer carboidratos durante o dia, mesmo que queira muito.*
- *É normal comer frutas e vegetais como carboidratos – isso é bom. Mas não é bom comer pão ou macarrão.*
- *Jamais vou encontrar o parceiro perfeito a menos que perca peso e fique magro.*
- *Já que não posso dar continuidade à minha dieta, devo ser um perdedor!*
- *Talvez exista uma dieta que eu ainda não conheço e que vai acabar funcionando comigo.*

Você já teve outros pensamentos exagerados? Escreva tudo o que lhe vier à mente.

_____

_____

_____

_____

_____

Desafie seus pensamentos do policial alimentar

Há duas maneiras principais de trabalhar com os pensamentos de policial alimentar. O primeiro método, a terapia cognitivo-comportamental (TCC), é o foco desta seção.

A TCC envolve a avaliação de seus pensamentos e sua reformulação, no caso de haver inconsistências, que terminam afetando seu comportamento. Dê início ao processo observando seus pensamentos e questionando se determinado pensamento é razoável. Há alguma evidência científica que suporte seu pensamento? Ou ele lhe parece injustificável, irracional e equivocado? Depois de ter identificado um pensamento irracional ou ilógico, questione esse pensamento. Para tanto, você deve substituí-lo por um pensamento lógico.

Uma reflexão sobre suas experiências reais e atuais será de grande ajuda para que você avalie se seu modo de pensar tem algum fundo de verdade ou de exatidão e se realmente isso trouxe algum benefício para você. Logo adiante você terá alguns exemplos de pensamento distorcido, seguido por uma reformulação desse pensamento, com base em sua experiência anterior:

Pensamento irracional – uma distorção cognitiva:
Nunca devo comer carboidratos durante o dia, mesmo que tenha muita vontade.

Perguntas a serem feitas:

- *Eu realmente nunca devo comer carboidratos?*
- *Não há momentos do dia em que, na verdade, eu como muitos carboidratos?*
- *Como eu me sinto quando passo o dia sem comer carboidratos?*

Pensamento reformulado, com base em suas experiências anteriores:
Minha experiência anterior demonstra que, quando passo o dia sem comer carboidratos, acabo tendo pouca energia. Além disso, em muitas ocasiões acabei comendo carboidratos de forma compulsiva à noite.

Reflexão sobre o resultado de agir de acordo com seu pensamento reformulado:
Desde que adicionei carboidratos às minhas refeições ao longo do dia, parei de comer biscoitos e batatas fritas à noite compulsivamente, e tenho me sentido muito melhor o dia todo.

Pensamento irracional – uma distorção cognitiva:
Correto: é normal comer frutas e vegetais – isso é bom. Mas não é bom comer pão ou macarrão.

Perguntas a serem feitas:

- *Comer macarrão realmente me prejudicou?*
- *Como me sinto quando só como frutas e vegetais para ter carboidratos?*

Pensamento reformulado, com base em experiências anteriores:
Quando eu só comia frutas e vegetais como carboidratos, ficava sem energia suficiente para me manter durante o dia.

Reflexão:
Agora que incluí cereais e pães nas minhas refeições, posso pensar com mais clareza e ficar alerta o dia inteiro. Comer apenas frutas e vegetais não funcionou para mim!

Sua vez: pratique reformulando seus pensamentos com experiências reais

Descreva um pensamento distorcido corriqueiro sobre sua alimentação. Formule algumas perguntas relacionadas a esse pensamento, reformule-o com sua experiência real e reflita sobre essa questão:

Pensamento distorcido:

_____

_____

Perguntas a serem feitas:

_____

_____

Pensamento reformulado com base em sua experiência real:

_____

_____

Reflexão:

_____

_____

Faça suas colocações com base em fatos

Uma segunda maneira de desafiar mitos ou distorções cognitivas consiste em reformulá-los recorrendo a fatos. Aqui está um exemplo:

Distorção: *Jamais vou encontrar o parceiro perfeito a menos que perca peso e fique magro.*

Pensamento reformulado: *Tenho vários amigos vivendo relacionamentos felizes, mas que não são magros.*

Sua vez: pratique reformulando seus pensamentos distorcidos com fatos

Escreva alguns pensamentos equivocados que você carrega consigo. Reformule-os com pensamentos baseados em fatos:

Pensamento distorcido:

_____

_____

Colocação reformulada com base em fatos:

_____

_____

Pensamento distorcido:

_____

_____

Colocação reformulada com base em fatos:

_____

_____

Aborde seus pensamentos com consciência curiosa

A segunda maneira de trabalhar com os pensamentos do policial alimentar consiste em um processo simples de tão somente observar os seus pensamentos, sem deixar que ocupem a sua mente e sem fazer qualquer julgamento sobre eles. Simplesmente observe seus pensamentos. Essa é uma forma de atenção chamada *consciência curiosa*. Habitualmente as nossas mentes "tomam posse" de um pensamento e constroem uma narrativa ou história em torno dele, e isso poderá gerar um sofrimento desnecessário. Um conjunto significativo de pesquisas demonstra que o uso da consciência curiosa, com a ajuda da meditação baseada na atenção plena (*mindfulness*), pode ser um modo incrivelmente benéfico para a nossa saúde mental (Grecucci et al., 2015). Simplesmente observe seus pensamentos, sem se apegar a eles nem adicionar algo ao enredo criado.

Sua vez: pratique abordando seus pensamentos com consciência curiosa

Observe quando você está expandindo seus pensamentos com uma história que criou. Escreva um exemplo de pensamento que inicia o processo. Reflita sobre como você se sentirá com o acréscimo de um pensamento crítico ou de uma linha narrativa ao enredo:

_____

_____

_____

_____

_____

_____

Ao surgir o mesmo pensamento iniciador, ou um pensamento semelhante, tente observá-lo sem acrescentar uma narrativa ou julgamento. Há muitas maneiras de praticar esse exercício:

- Situe sua consciência no momento presente, em vez de no pensamento. Preste atenção a um de seus sentidos, como a visão, o tato ou a audição.
- Simplesmente rotule o pensamento como "reflexão" ou "apenas pensamentos, não fatos".
- Pense em aprender e a desenvolver regularmente a prática da meditação.

Escolha um desses métodos para praticar e observe como você o percebe:

_____

_____

_____

_____

Você praticou maneiras de questionar seus pensamentos do policial alimentar, bem como os benefícios do uso de uma consciência curiosa. Dependendo de cada situação em questão, determinado método pode se revelar mais útil do que outro. Se você reformular os seus pensamentos com base em suas experiências anteriores de alimentação e se fizer afirmativas baseadas em fatos, poderá questionar pensamentos irracionais. E também pode diminuir qualquer sofrimento que possa ser causado por um pensamento distorcido, abordando-o com uma consciência neutra, sem se apegar a esse pensamento nem criar um enredo em torno dele.

Como os pensamentos afetam os sentimentos

Assim como as crenças alimentam seus pensamentos, seus pensamentos podem promover um impacto significativo sobre seus sentimentos. Por exemplo, digamos que você percebeu que está se sentindo ansioso. Se você explorar o pensamento que precedeu esse sentimento, uma possibilidade seria: *Comi demais hoje*. Ao avaliar e questionar esse pensamento, é provável que o sentimento resultante seja mais neutro, ou até positivo.

Preste atenção aos seus sentimentos

Aqui está uma lista de sentimentos que estão geralmente relacionados com o ato de comer e com seu corpo:

- Ansiedade.
- Tristeza.
- Medo.
- Desapontamento.
- Remorso.
- Inveja.
- Raiva.
- Vergonha.

Retorne aos pensamentos negativos anotados por você no exercício "Examine seus pensamentos", anteriormente neste capítulo. Reflita sobre um desses pensamentos e verifique se ele gera algum dos sentimentos acima.

_____

_____

_____

Reformule seus pensamentos negativos e críticos

O exercício a seguir o ajudará a reconhecer o impacto dos pensamentos em seus sentimentos. Ao reformular seus pensamentos, você poderá mudar seus sentimentos.

Primeiro, descreva como você se sente depois de ter lido as declarações negativas a seguir:

- *Sou um perdedor – nunca consigo manter uma dieta!*
- *Estou sempre comendo demais!*
- *Disse a mim mesmo para não comer carboidratos, mas acabei de comer um pacote inteiro de biscoitos!*

_____

_____

_____

82 Comer Intuitivo – exercícios práticos

Em seguida, observe e descreva como você se sente quando esses pensamentos negativos são reformulados em afirmações positivas:

- *O mecanismo das dietas é uma preparação para o fracasso, e eu o rejeitei! Não sou um perdedor!*
- *Quando estou atento, em muitas ocasiões percebo minha fome e saciedade, porque tenho a capacidade inata de detectar esses dois sinais.*
- *Com permissão total para comer qualquer alimento que quiser, eu como uma quantidade razoável de biscoitos.*

_____

_____

_____

_____

_____

_____

Agora, reexamine seus sentimentos. Compare e contraste seus sentimentos, antes e depois de expressar uma afirmação positiva:

_____

_____

_____

_____

_____

Você tomou conhecimento do poderoso impacto que o questionamento de um pensamento negativo pode ter sobre seu bem-estar em geral. Quanto mais você transformar pensamentos negativos em pensamentos positivos, menos atolado ficará em sentimentos negativos.

Como os sentimentos afetam o comportamento

Você percebeu o impacto que seu sistema de crenças pode ter sobre seus pensamentos e como seus pensamentos podem afetar seus sentimentos. Agora, chegou a hora de compreender como os sentimentos (positivos ou negativos) podem influenciar seu comportamento.

Reflita sobre suas experiências passadas de comer em excesso

Reflita sobre uma experiência recente na qual você comeu demais e acabou se sentindo desconfortável. O que você comeu e onde estava?

_____

_____

_____

_____

Tente se lembrar de quais foram os sentimentos que você estava vivenciando imediatamente antes de começar a comer demais. Eram pensamentos negativos, positivos ou neutros?

_____

_____

_____

De que modo esses sentimentos afetaram seu comportamento de comer demais?

_____

_____

_____

Se você teve sentimentos negativos, é bem provável que eles tenham sido provocados por pensamentos negativos, e esses sentimentos podem ter influenciado o seu comportamento. As crenças podem deflagrar uma cascata de negatividade. O exame dessas crenças pode ser um primeiro passo para que, no futuro, você mude o curso de suas ações. Não se esqueça: as crenças geram pensamentos, que afetam os sentimentos e, em seguida, o seu comportamento. Pratique esse exercício e você ficará empoderado e, além disso, terá a capacidade de mudar seus comportamentos alimentares, assumindo novos hábitos que serão positivos e agradáveis.

Espiral de cura – o caminho até a porta de saída da fala crítica com você mesmo

Venha de um lugar de curiosidade, não de crítica

O Comer Intuitivo envolve uma forma neutra e agradecida de pensar. O Comer Intuitivo está repleto de pensamentos positivos e de gratidão. Esse conceito se fundamenta no processo de fazer mudanças no seu próprio ritmo. Geralmente, as pessoas que vivem com mentalidade de dieta têm pensamentos "em preto e branco" e consideram suas vidas de uma forma linear. Essas pessoas abordam seus projetos com o objetivo de seguir um roteiro de A a Z, em linha reta, em vez de navegar em meio aos altos e baixos que acompanham qualquer objetivo realista nas nossas vidas. Na mentalidade de dieta, não há lugar para atalhos ao longo do caminho. Mas a vida não funciona dessa maneira, e, ao ocorrer um desvio inevitável, o pensamento engessado da pessoa com mentalidade de dieta a conduz para uma sensação de perplexidade e de uma fala crítica consigo, por não ser capaz de permanecer no caminho imaginado. Crenças e pensamentos negativos afetam a nossa saúde mental.

O Comer Intuitivo oferece a você um modo mais compassivo de enfrentar sua caminhada em direção a um relacionamento saudável com os alimentos. Vamos imaginar o Comer Intuitivo como uma espiral de cura (ver Fig. 4.1). O impulso que você terá é para cima e para a frente, mas observe que a espiral não flui em linha reta. À medida que se desloca para cima, a cura circula em torno das alças da espiral. Essas pequenas alças representam momentos de retorno a comportamentos anteriores. Esses momentos permitem que você reflita – tenha tempo para seu exame de crenças e pensamentos, do autocuidado e da fala crítica consigo mesmo. Todas essas alças podem ter precipitado o que alguns chamariam de retrocesso, mas é algo que os Comedores Intuitivos – em número cada vez maior – passaram a aceitar como experiências de aprendizado. Seu lema deve ser "Venha de um lugar de curiosidade, não de crítica!".

Espiral de cura

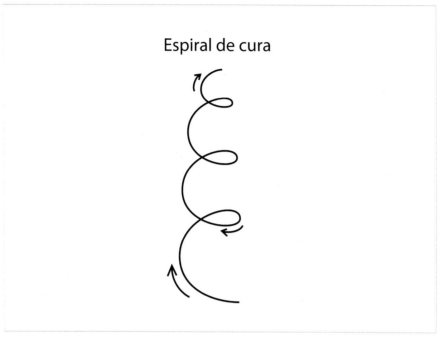

Figura 4.1 Espiral de cura.
© 2017 Elyse Resch/New Harbinger Publications.

Transformando a fala negativa em fala positiva e em gratidão

Considere as maneiras pelas quais você se envolve em falas negativas consigo mesmo. Por exemplo: *Não sirvo para nada porque não cumpro as minhas metas de exercícios.* Dê um exemplo seu:

_____

_____

_____

_____

_____

Promova uma fala positiva e de gratidão

Descreva o modo como você poderia transformar a fala negativa listada acima em uma fala positiva. Para isso, utilize os conceitos da espiral da cura. Lembre-se de começar do ponto de vista da curiosidade, não da crítica. Para o exemplo acima, você pode dizer, por exemplo, "*Estou muito orgulhoso de mim mesmo por fazer com minha vida ficar movimentada. Ainda não estou conseguindo esse objetivo de forma consistente, mas estou trabalhando nisso. Eu sou incrível!*".

Expressar gratidão é outra forma de mudar da negatividade para a positividade.

- *Tenho a sorte de poder comprar alimentos frescos sempre que preciso encher minha geladeira.*
- *Sou grato pelo corpo forte que tenho, e isso me ajuda muito na minha vida.*
- *Sinto-me sortudo por ter uma abordagem mais cuidadosa da minha alimentação.*

Faça sua própria lista de gratidão. De que modo sua nova visão do mundo através das lentes da gratidão afeta você e sua vida?

Estruture seus objetivos e comportamentos com o pensamento de "na maior parte das vezes"

O pensamento perfeccionista é a armadilha onde mais comumente os pacientes ficam aprisionados. Essa premissa deve ser reformulada, para que eles possam remover a fala negativa. Sempre que você tenta fazer algo *todos os dias* ou *sempre*, seu objetivo é atingir a perfeição. Lembre-se do aforismo de Salvador Dalí: "Não tenha medo da perfeição – você jamais vai alcançá-la". Seguem alguns exemplos de pensamento perfeccionista:

- *Vou começar a me exercitar e vou correr todos os dias na semana que vem.*
- *Jamais vou colocar nada na minha boca, a menos que sinta nitidamente um sinal de fome.*
- *Sempre vou parar quando estiver saciado e nunca comerei demais.*

Em termos realistas, por quanto tempo você acha que será capaz de ser fiel a esse tipo de compromisso? E o que acontece quando seu filho está comendo um biscoito e quer compartilhar com você, ou quando seu parceiro diz: "Vamos sair para almoçar fora agora", mas você está quase sem fome? O problema com essas metas é que, no momento em que você não consegue alcançar seu padrão perfeccionista, fica se sentido como se tivesse estragado tudo. Talvez você até sinta vergonha por não conseguir cumprir sua promessa. Com essa decepção consigo mesmo e com a vergonha que vem junto, é bastante provável que você desista totalmente de seu objetivo.

Uma maneira de reformular seu pensamento consiste em adotar a frase "na maior parte das vezes". Ao estabelecer seus objetivos, inclua neles um pouco de flexibilidade: *Vou me exercitar sempre que for bom; quando estiver muito cansado ou não tiver tempo vou descansar.* Em outras palavras, tenha sempre em mente que o seu compromisso com uma movimentação consistente será "na maior parte das vezes".

Se você definiu a intenção de comer basicamente quando estiver com fome, saiba que haverá circunstâncias que justificarão que você coma alguma coisa, mesmo se você não estiver exatamente com fome. Na maioria das vezes, você estará comendo por estar com fome, mas de vez em quando também vai decidir comer apenas por prazer ou por conveniência.

Praticando o estado de espírito "na maior parte das vezes"

Reformule os seguintes objetivos perfeccionistas para intenções de "na maior parte das vezes". Escreva uma intenção mais razoável, alguma coisa na qual provavelmente você será bem-sucedido. Por exemplo:

Objetivo perfeccionista: *Sempre comerei intuitivamente!*

Para a intenção na maior parte das vezes: *Habitualmente ficarei atento enquanto como, esperando que, na maior parte das vezes, eu seja um Comedor Intuitivo.*

Agora, tente fazer essa mudança para as afirmativas a seguir:

Vou comer apenas alimentos orgânicos.

Todos os dias vou repetir para mim mesmo que estou linda.

_____

_____

_____

_____

Vou levantar às 6 horas todas as manhãs para fazer exercícios.

_____

_____

_____

_____

Liste os seus propósitos usando o pensamento "na maior parte das vezes".

_____

_____

_____

_____

Tenha sempre em mente esse padrão de pensamento em tudo o que estiver fazendo. Na verdade, faça uma lista de suas intenções "na maior parte das vezes" e coloque-a em um lugar onde você possa vê-la com facilidade. Isso eliminará o pensamento perfeccionista – na maior parte das vezes.

Regras alimentares

Como uma consequência do pensamento de dieta, você pode ter criado muitas regras sobre a comida fundamentadas em antigas crenças. É provável que essas regras tenham se acumulado ao longo de sua vida. Muitas pessoas afirmam que uma origem poderosa dessas crenças e regras foi sua educação, ou a dinâmica da sua família quando eram crianças. Nesta seção, você explorará essas regras alimentares que são ditadas pelo policial alimentar, e fará uma avaliação de como tais regras podem afetá-lo.

Examine suas regras alimentares

Ninguém começa na vida com os "Dez mandamentos da alimentação" gravados na mente e que devem ser obedecidos. Os sistemas de crenças e regras alimentares se consolidam em uma evolução sutil. O questionário a seguir o colocará em contato com suas regras alimentares. Leia a lista de verificação, marque "sim" ou "não" e preencha os espaços em branco com uma de suas próprias regras alimentares (qualquer uma que você esteja seguindo).

Quais são suas regras alimentares?

Sim	Não	
		1. Você conta alguma coisa (calorias, gorduras, carboidratos, proteínas, pontos, e assim por diante)?
		2. As calorias determinam sua quantidade de comida?
		3. Você acha que precisa comer de maneira perfeita para ser uma pessoa saudável?
		4. Você tem alguma regra sobre a hora do dia em que pode comer?
		5. Tem regras sobre fazer lanches?
		6. Há certos tipos de comida que você tenta evitar?
		7. Você tem regras sobre ter conhecimento do conteúdo nutricional de uma refeição ou alimento?
		8. Você se alimenta de maneira diferente no caso de haver outras pessoas presentes?
		9. Você compara o que come com o que os outros estão comendo?
		10. Você tem alguma regra sobre bebidas e drinques?
		11. Você tem alguma regra sobre exercícios e alimentação?
		12. Você acha que deve limitar o consumo de carboidratos?
		13. Você acha que deve evitar doces?
		14. Você pesa ou mede sua comida?
		15. Você mantém uma lista de alimentos "seguros" para comer?
		16.
		17.

Nas linhas seguintes, ou em um caderno de anotações separado, escreva as perguntas que você marcou com um "sim" e explore as respostas que deu, explicando como você cumpre essa regra em sua vida. Nesta fase, não questione por que você faz isso nem procure maneiras de eliminar ou modificar essa regra.

90   Comer Intuitivo – exercícios práticos

Exemplo: Pergunta 3: Você acha que precisa comer de maneira perfeita para ser uma pessoa saudável? *Sim. Eu como perfeitamente, pois consumo poucos carboidratos e pouquíssima gordura, e não como glúten.*

_____

_____

_____

_____

Questione suas regras alimentares

Reveja suas respostas e tente reformular suas regras alimentares com respostas flexíveis e não definitivas. Observe as vezes em que você pensa de maneira inflexível ou perfeccionista. Para algumas perguntas, veja se você pode acrescentar "na maior parte das vezes" às suas respostas. Por exemplo, *"Sei que posso confiar em meu corpo para me dar sinais que me farão ter uma alimentação equilibrada e saudável – na maior parte das vezes".* Para outras perguntas, você descobrirá que a intenção mais saudável possível de ser estabelecida consistirá em questionar, ou desafiar, totalmente a regra alimentar. Por exemplo, você pode ter respondido "sim" para a pergunta 13: *Você acha que deve evitar doces?* Nesse caso, uma reestruturação dessa regra com o pensamento do Comer Intuitivo poderia ser: *Fiz as pazes com todos os alimentos e posso comer doces sempre que quiser – nenhum alimento precisa ser evitado.*

_____

_____

_____

_____

Regras alimentares da sua família

As crenças de sua família influenciam de forma poderosa na formação de seu sistema de crenças. Mesmo que suas intenções sejam inteiramente positivas, muitos pais criam os filhos com regras sobre o que é bom ou não é bom comer. É importante que você tenha uma noção dessas regras desde sua infância, seu grau de rigidez e como ainda hoje essas regras podem estar afetando você. (Observação: se você é uma criança ou adolescente e, portanto, está explorando as regras alimentares ao seu redor, lembre-se de que seus pais provavelmente foram bem-inten-

Princípio 4 | Desafiar o policial alimentar 91

cionados ao criá-las.) Ao ler a lista de verificação a seguir no questionário, reflita durante algum tempo sobre cada pergunta antes de responder "sim" ou "não".

Quais são as regras e expectativas da sua família?

Sim	Não	Tipos de perguntas a fazer
		1. Seus pais tinham regras rígidas para que as refeições fossem feitas em família?
		2. Você deveria "limpar o prato"?
		3. Havia regras sobre lanches?
		4. Havia regras sobre comer doces ou sobremesas?
		5. Havia uma lista de alimentos proibidos? Por exemplo, você não tinha permissão para comer doces ou *fast-food*?
		6. Você já comeu escondido quando seus pais não estavam por perto?
		7. Você ficava animado nas festas de seus amigos por causa da oportunidade de comer guloseimas quando seus pais não estavam presentes?
		8. Houve muita pressão em relação ao seu peso?
		9. Aparentemente seus pais tinham regras alimentares para você que eram diferentes das regras impostas a eles mesmos?
		10. Seus pais já lhe deram orientações confusas? Por exemplo, avisaram para não comer muito, porque assim você engordaria – mas insistiram que você "limpasse o prato", mesmo que não estivesse mais com fome?
		11. Seus pais tinham regras sobre exercícios físicos?
		12. Sua mãe, seu pai ou os dois faziam dieta com frequência?
		13. Sua mãe, seu pai ou os dois criticavam frequentemente o corpo deles mesmos?
		14. Seus pais monitoravam seu peso?
		15. Alguma vez seus pais o colocaram em uma dieta de emagrecimento?

© 2017 Evelyn Tribole/New Harbinger Publications.

Reveja suas respostas às regras alimentares de sua família

Nas linhas a seguir, ou em um caderno, escreva as perguntas para as quais você respondeu "sim" e descreva como a regra foi aplicada em sua casa, bem como as consequências dessas regras.

Exemplo: Pergunta 2:Você deveria "limpar o prato"? *Sim! Meus pais não deixavam que nós, crianças, saíssemos da mesa de jantar até que o prato estivesse vazio. Se não terminássemos, tínhamos que ficar sentados no mesmo lugar – às ve-zes durante horas – antes de podermos sair. Às vezes tentávamos dar um pouco de nossa comida ao cachorro ou escondê-la em nossos guardanapos, mas, se fôssemos descobertos, seríamos punidos!*

Diferencie entre suas próprias crenças e as regras de sua família

Examine cada uma de suas respostas acima e, para cada uma delas, descreva como você se sente a respeito dessas regras e expectativas familiares. É possível que uma afirmativa sua, que reflete o seu pensamento atual, seja algo do tipo: *Paro de comer quando meu corpo me avisa que já estou saciado. Só continuaria comendo até limpar o prato se ainda estivesse com fome.*

Comentários de outras pessoas

Membros da família, amigos ou conhecidos já fizeram comentários sobre seu peso, forma corporal, sobre o que você come ou que você está comendo demais? Se a pessoa que fez esse comentário exercer um papel de mãe ou pai crítico, é bem provável que você se sinta como uma criança rebelde – e seu comportamento poderá refletir tal sentimento.

Reflita sobre o impacto dos comentários feitos por outras pessoas

Um comentário crítico capaz de um forte efeito pode ser algo do tipo: "Essa roupa não está te ajudando muito" ou "Você realmente precisa comer aquele bife inteiro?". Nesses casos, você se sentiria dominado por um instinto de rebeldia contra esse tipo de comentário? Se não for resolvida, a energia causada pelo instinto de rebeldia poderá gerar uma reação que, geralmente, assume a forma de comer em excesso. E é possível que você também respondesse de outras maneiras, sentindo-se magoado, com raiva, ressentido ou com medo de responder ao comentário?

_____

_____

Em geral, de que modo você responde a uma pessoa que faz um comentário desse tipo?

_____

_____

Embora você não possa controlar outras pessoas, pode responder à altura e declarar que esse tipo de comentário o magoa ou o deixa com raiva. Mesmo que a pessoa que fez o comentário queira defendê-lo respondendo: "Estou apenas preocupado com sua saúde", comentários críticos magoam e estão invadindo seu espaço pessoal. Se você não for escutado e a pessoa continuar a ser inadequadamente crítica ou mesmo mesquinha, você não precisa ficar parado e aceitar esse tipo de invasão pessoal. Em alguns casos, você descobrirá que é possível definir limites e essa pessoa pode efetivamente respeitá-los. Qualquer que seja o caso, é bem provável que você se sinta fortalecido por ter tomado uma atitude assertiva, em lugar de agir com rebeldia.

Explore os comentários vindos de outras pessoas

Escreva a seguir um comentário vindo de pais, amigos, parceiros ou outra pessoa qualquer.

_____

_____

_____

Como você se sentiu ao ouvir esse comentário?

_____

_____

_____

Como você agiu nesse caso? O que você disse ou fez?

_____

_____

_____

Houve alguma outra ação que você gostaria de ter praticado? Em caso afirmativo, o que seria?

_____

_____

_____

Repita as etapas deste exercício frequentemente, conforme a necessidade. Como resultado disso, sua "armadura" para reagir a comentários inadequados ficará cada vez mais fortalecida. Você aprenderá a falar abertamente, estabelecer limites e cuidar, de forma efetiva, de si próprio.

Mude sua fala crítica e rebelde

Com frequência não é possível controlar o modo como as outras pessoas falam com você, mesmo que tais pessoas sejam confrontadas com relação às suas críticas. Mas você pode mudar a forma como fala consigo mesmo. Se você estabelecer uma conversa interior de maneira crítica, é bem provável que venha a responder com "voz rebelde", da mesma forma que faria se outra pessoa se dirigisse a você dessa maneira.

Pense em como você tende a falar consigo mesmo e em como responde a essa conversa interior. Imagine que você tenha pensado: *Você comeu um hambúrguer cheio de gordura no almoço; então é melhor não comer muito no jantar!* Como essa conversa interior faria você se sentir?

_____

_____

_____

Em seguida, imagine que a declaração acima teve como resposta o seguinte: *Ah, sim, vou comer o quanto quiser no jantar – posso até comer outro hambúrguer, e desta vez com batatas fritas!* A seguir, descreva como você se sente ao imaginar que está dando essa resposta. Você está se sentindo como uma criança ou adolescente rebelde, que responde de maneira desafiadora?

_____

_____

_____

O que se segue é uma reafirmação de ambas as vozes internas. Preste atenção em como você se sente ao ler o texto e, a seguir, descreva os sentimentos que são provocados por essas palavras. *Estou satisfeito com aquele hambúrguer maravilhoso que comi no almoço e não estou com fome agora. A hora do jantar está chegando, e nesse momento descobrirei o que estou com vontade de comer. Se estiver com fome e quiser comer novamente um hambúrguer, talvez eu faça isso. Mas posso sentir vontade de comer uma salada.*

_____

_____

_____

A prática habitual desse tipo de reformulação do pensamento retira o poder da fala crítica. Você descobrirá que, à medida que "conversa" mais gentilmente consigo mesmo, diminui a frequência das suas respostas rebeldes.

Agora, pense no impacto deste próximo exemplo de conversa interior. Imagine que você esteja falando para si mesmo sobre sua aparência: *Você está tão horrível hoje. Seu cabelo está grudento, suas roupas não estão passadas e você está gordo!*

Como você se sentiu ao ler essas palavras? Magoado, com raiva, ressentido ou com medo? Qual seria a sua reação normal a essa voz dentro de você, que está conversando com você de forma tão crítica? Poderia ser de rebeldia? Se for o caso, você está tendo uma reação esperada.

_____

_____

_____

Se você estiver usando uma voz interior crítica contra si próprio, pratique sua substituição por uma conversa neutra e objetiva. Em primeiro lugar, anote um pensamento crítico que você vem tendo recorrentemente sobre comida, alimentação ou seu corpo. Em seguida, escreva como sua voz neutra poderia substituir esse pensamento crítico. Por exemplo, se você costuma dizer a si mesmo: *Você não devia ter comido tanto!*, um pensamento mais gentil poderia ser: *Quando me distraio e como mais do que meu corpo precisa, eu me sinto desconfortável. Vou me esforçar para ser mais consciente e, com isso, me sentir melhor.*

Ao perceber como se sente quando fala consigo e quando responde a si próprio ou a outras pessoas, você removerá muitas das barreiras que o impediram de se conectar com a voz de seu Comedor Intuitivo. É a voz do seu Comedor Intuitivo autônomo – que conhece verdadeiramente seus pensamentos e sentimentos – que o levará a um relacionamento saudável com os alimentos e com o seu corpo.

Vozes internas da alimentação

Dentro de nós habitam várias vozes diferentes, que direcionam e por vezes interferem em nossos sinais intuitivos. Neste livro, já discutimos a voz do policial alimentar, mas também existem outras vozes – algumas delas são vozes positivas que podem nos ajudar a tomar decisões sobre nossa alimentação. Chamamos todas essas vozes de *Vozes internas*. Elas são divididas em dois grupos, as *Vozes destrutivas* e as *Vozes aliadas*.

As Vozes destrutivas têm o poder deixá-lo mal instantaneamente. Contudo, você pode lançar mão dessas vozes negativas e transformá-las em Vozes aliadas, utilizando alguns dos exercícios já praticados para questionar seus pensamentos distorcidos.

As Vozes destrutivas exercem um efeito prejudicial em sua relação com os alimentos e com o seu corpo:

- O *Policial alimentar* decide se você está sendo mau ou bom em relação às suas escolhas alimentares. Ele combina suas regras de dieta com suas regras alimentares.
- O *Informante nutricional* se alinha com os mitos culturais predominantes que definem quais alimentos são saudáveis ("não engordam") ou não ("engordam").
- O *Rebelde* faz comentários "birrentos", fazendo-o sentir-se impotente em sua capacidade de tomar decisões autônomas sobre o que você come.

As *Vozes aliadas* têm o poder de ajudá-lo e confortá-lo em seu relacionamento com a comida e com o seu corpo:

- O *Antropólogo alimentar* é um observador neutro que faz comentários isentos de crítica.
- O *Acolhedor* é a voz carinhosa e gentil, capaz de proporcionar uma conversa interna mais positiva.
- O *Aliado nutricional* possui voz neutra, ajudando-o a tomar decisões sobre alimentação que lhe darão energia, saúde e saciedade, além de satisfação.
- O *Comedor Intuitivo* é a voz que emergirá de sua sabedoria interna e o guiará para que você faça as melhores escolhas, de modo a atender às necessidades do seu corpo.

Familiarize-se com suas vozes internas da alimentação

Aqui está um questionário para praticar a identificação das diferentes vozes internas. Qual voz está falando em cada uma das seguintes afirmações?

1. *Se eu comer aquele pedaço de queijo, meu colesterol vai subir.*
2. *Vou comer todos esses biscoitos, embora não esteja com fome e nem eles sejam realmente os meus favoritos.*
3. *Posso confiar em meu corpo para me dizer o que comer, quando comer e quanto comer.*
4. *Essa comida tem muito alho e cebola, e sei que passo mal do estômago toda vez que como esses alimentos.*
5. *Reparei que ontem me empanturrei demais durante o dia inteiro.*
6. *Mesmo que eu tenha comido demais na noite passada, tudo vai ficar bem.*
7. *Comi pizza ontem à noite e sei que acabei ganhando uns 2,5 quilos!*

Gabarito de respostas: Informante nutricional, Rebelde, Comedor Intuitivo, Aliado nutricional, Antropólogo alimentar, Acolhedor, Policial alimentar.

Observe suas próprias vozes alimentares

Descreva dois exemplos de conversa interna sobre alimentação ocorrida recentemente. Após cada afirmativa, identifique de onde vem: se de uma voz destrutiva ou de uma voz aliada.

Conversa interior:

_____

_____

Voz destrutiva ou aliada?

_____

_____

Conversa interior:

_____

_____

_____

Voz destrutiva ou aliada?

_____

_____

Se nos concentrarmos em identificar as vozes destrutivas e aliadas que estão dentro de nós, isso nos ajudará a reconhecê-las imediatamente quando surgirem. Assim, podemos aprender a substituir uma voz destrutiva por uma voz aliada.

Substitua as vozes destrutivas pelas vozes aliadas

Identifique duas de suas declarações destrutivas mais comuns. Como sua voz aliada correspondente responderia?

Declaração destrutiva:

_____

_____

Resposta da voz aliada:

_____

_____

Declaração destrutiva:

_____

_____

Resposta da voz aliada:

_____

_____

Pratique dar essas respostas sempre que ouvir uma voz destrutiva em sua cabeça. Ao fazer este exercício com regularidade, você descobrirá que as vozes destrutivas aparecerão com menos frequência e, finalmente, ouvirá apenas as vozes aliadas.

Descubra sua voz de Comedor Intuitivo inato

Você acabou de praticar a reestruturação das suas vozes destrutivas, usando suas vozes aliadas, que são capazes de produzir uma conversa interior positiva e incentivadora. Em última análise, o objetivo é descobrir a voz do seu Comedor Intuitivo inato e usá-la para que você seja guiado até ter uma alimentação satisfatória. Lembre-se de que você nasceu com toda a sabedoria de que necessita para saber comer. A voz do seu Comedor Intuitivo o ajudará a se sentir seguro e confiante sobre o que comer, quanto comer e quando comer. Por exemplo, seu Comedor Intuitivo lhe dará orientações e fará declarações encorajadoras se você estiver planejando sair à noite para um jantar gostoso:

- *Hoje à noite vou a um restaurante maravilhoso. Então, vou me certificar de fazer um lanche à tarde, para não chegar ao restaurante me sentindo faminto.*
- *Quando eu chegar ao restaurante, levarei algum tempo para olhar cuidadosamente o cardápio até encontrar alguma coisa que, espero, satisfaça minhas papilas gustativas e também o meu corpo.*
- *Quando me sentir confortavelmente satisfeito, levarei algum tempo para refletir sobre como a comida estava deliciosa e como ficarei bem se parar de comer nesse ponto.*
- *Posso levar minhas sobras para casa e aproveitá-las amanhã. Ou, se as sobras não estiverem boas amanhã, simplesmente posso jogá-las fora.*
- *Posso ficar triste ao perceber que meu corpo já teve o suficiente, mas minha boca ainda quer mais. Porém, sei que essa tristeza passará rapidamente e que posso comer o que quiser quando ficar com fome de novo.*

Descreva como sua voz de Comedor Intuitivo responderia nas seguintes situações:

Situação: *Tenho certeza de que gostaria de comer uma sobremesa após a refeição.*

Resposta do Comedor Intuitivo:

_____

_____

_____

Situação: Não estou me sentindo bem esta manhã. *Como devo fazer com relação ao meu plano de exercícios para hoje?*
Resposta do Comedor Intuitivo:

_____

_____

_____

Situação: *Tenho uma festa chique no próximo sábado à noite. Como devo administrar o que vou comer na festa?*
Resposta do Comedor Intuitivo:

_____

_____

_____

Agora, explore uma de suas situações da vida real:
Sua situação:

_____

_____

Resposta do seu Comedor Intuitivo:

_____

_____

Resumo

Sua guerra contra a comida tem sido provocada pela voz do policial alimentar. Os exercícios neste capítulo são fundamentais para o aprendizado de como questionar seus pensamentos negativos, que vão se acumulando e formam a voz do seu policial alimentar. Ao reformular esses pensamentos, você silenciará, finalmente, o policial alimentar e fará as pazes de forma duradoura com a comida.

No próximo capítulo, você verá como o trabalho que realizou para rejeitar a mentalidade de dieta, fazer as pazes com a comida e desafiar o policial alimentar permitirá que você perceba a saciedade de forma confortável, sem medo de privações futuras e descobrirá a importância do fator satisfação, que é o núcleo dos princípios do Comer Intuitivo.

CAPÍTULO 5

Princípio 5
Descobrir o fator satisfação

Os japoneses são sábios em promover o prazer como uma de suas metas para que tenham uma vida saudável. Em nossa loucura na busca do emagrecimento e da saúde, frequentemente esquecemos uma das dádivas mais básicas da existência – o prazer e a satisfação que todos podem encontrar na experiência de comer. Quando você come o que realmente deseja, em um ambiente convidativo e favorável, o prazer será uma força poderosa para ajudá-lo a se sentir satisfeito e feliz. Ao se permitir essa experiência, você descobrirá que bastará uma quantidade muito menor de comida para decidir se já comeu o bastante.

Por que a satisfação e o prazer são importantes

Nada seria mais cansativo do que comer e beber se Deus não fizesse desses atos um prazer e uma necessidade.

— Voltaire

Infelizmente, para muitas pessoas em nossa cultura, o prazer de comer gera sentimentos de culpa e de transgressão e, certamente, fazer uma dieta de emagrecimento é algo que se ajusta a essa ética. A dieta obriga você a fazer sacrifícios e se contentar com menos comida. Entretanto, se habitualmente você se conforma com uma comida que o deixa insatisfeito ou com uma experiência em que deve comer alimentos pouco apetitosos, a "satisfação" será algo inalcançável; em vez disso, é provável que você continue em busca de uma comida satisfatória, mesmo que não esteja mais com fome. Felizmente, alguns estudos demonstram que o prazer da alimentação Epicurista – um conceito que envolve a contínua valorização da estética dos alimentos, seu valor simbólico e a busca do prazer – está correlacionado com porções menores de comida e maior bem-estar, embora tal conceito não esteja associado a um índice de massa corporal mais alto (Cornil e Chandon, 2015). Coma o que é verdadeiramente satisfatório e prazeroso, e não se apegue a questões de moralidade – assim, terá mais saúde psicológica e biológica! Não é de admirar que o terceiro menor índice de cardiopatia em todo o mundo seja dos franceses, que reverenciam o prazer de comer.

A satisfação é o núcleo essencial do Comer Intuitivo. É a base de todos os princípios do Comer Intuitivo (ver Fig. 5.1). Cada princípio faz com que você amplie sua capacidade de obter a máxima satisfação em suas refeições. Você descobrirá que comer nas ocasiões em que estiver com fome moderada, e não quando estiver nos extremos – faminto ou absolutamente sem fome –, será garantia de maior satisfação. Ao comer sem a mentalidade de dieta, fazendo as pazes com a comida e desafiando seu policial alimentar, você ficará livre para descobrir a sua satisfação. E obterá mais prazer em uma refeição consumida sem comer emocional. Você passará a respeitar o seu corpo e também ficará maravilhado ao constatar que ele é capaz de muitas coisas, inclusive do prazer de comer. Ao movimentar habitualmente o seu corpo e ao comer com a intenção de se sentir fisicamente bem, você terá uma satisfação muito maior em sua vida em geral e, sobretudo, na alimentação.

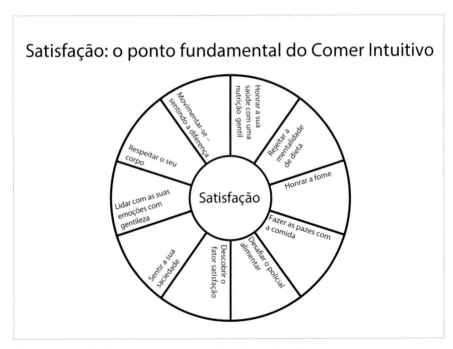

Figura 5.1 Satisfação: o ponto fundamental do Comer Intuitivo.
Reproduzida com permissão de Tribole e Resch, 2012/St. Martin's Press.

Tenha em mente que, se honrar cada um dos princípios do Comer Intuitivo, você terá maior chance de obter a máxima satisfação em suas refeições. Neste capítulo, os exercícios a seguir o ajudarão a compreender melhor essa conexão, e isso lhe permitirá readquirir toda a satisfação e o prazer de comer.

O que você realmente quer comer?

Para se sentir satisfeito com uma refeição, a primeira pergunta que você deve fazer é: "O que eu realmente quero comer?" Responder a essa pergunta pode ser tarefa difícil para você, se no passado nunca lhe perguntaram sobre os alimentos de que você gostava ou queria comer. Comece pela infância e explore suas experiências alimentares, respondendo às seguintes perguntas:

- O seu pai, mãe ou responsável permitia que você tivesse alguma escolha em termos do que era servido à mesa?
- Havia uma mentalidade de dieta ou foco extremo em consumir apenas alimentos saudáveis?
- Em sua casa, os alimentos eram considerados "bons" ou "ruins", havendo até mesmo alimentos proibidos?
- Você sofria alguma punição quando não seguia as regras alimentares da casa?
- Pessoalmente, era estressante comer perto de seus pais? Talvez eles tenham sido excessivamente críticos com suas escolhas alimentares.

_____

_____

_____

_____

_____

Considerações sensoriais

Respeite as preferências das suas papilas gustativas. É bem possível que você venha sentindo reais preferências ou aversões por certos sabores ou alimentos ao longo da sua vida, mas é importante ter em mente que seus gostos podem mudar com o passar do tempo. Você pode ter se envolvido em uma batalha rebelde por comida, achando que não gostava de certos alimentos; mas agora pode se surpreender, ao descobrir que eles são agradáveis ao seu paladar. Como

104 Comer Intuitivo – exercícios práticos

um Comedor Intuitivo, comprometa-se a escolher os alimentos de que você realmente gosta, sem qualquer julgamento moralista. Lembre-se de que só você tem a capacidade de saber o que agrada e satisfaz suas papilas gustativas. Não se acomode – se você não gosta de determinada comida, não a coma; e, se você gosta, aprecie o sabor!

As perguntas a seguir o ajudarão a identificar as comidas que você realmente deseja comer. É importante responder a essas perguntas quando você estiver com fome moderada – talvez um 3 ou 4 na planilha de descrição das sensações de fome e de saciedade, apresentada no Capítulo 2. À medida que você for avançando pelas considerações sensoriais, pergunte-se o que parece certo para você no momento presente.

Quais sabores são tentadores para você?

Considere as qualidades do sabor: doce, salgado, amanteigado, suculento, amargo, ácido, defumado, quente e picante, temperado, suave ou insosso.

Algum alimento basicamente doce, por exemplo, batata-doce ou biscoito, lhe dá satisfação? Considere as seguintes perguntas: Sua última refeição foi principalmente doce? No café da manhã você comeu, por exemplo, cereais açucarados e uma torrada com geleia? É possível que seu prazer ao consumir os alimentos doces que você já comeu "informe" o sabor que gostaria de experimentar neste momento?

_____

_____

Pense em alimentos que são salgados – picles, por exemplo –, ou talvez em uma comida saborosa, como uma macarronada com um apetitoso molho de tomate. Imagine aquele sabor salgado ou temperado na sua língua. Parece o certo para você neste momento?

_____

_____

Agora pense em alimentos suaves e até insossos, talvez queijo *cottage* e frutas. Imagine aquele sabor suave em sua língua e em seu corpo. Este é o sabor certo para você agora?

_____

_____

Há outras sensações gustativas que lhe são agradáveis?

_____

_____

Qual textura lhe parece interessante?

Considere algumas das texturas oferecidas por um alimento ou refeição: suave, cremosa, crocante, borrachuda, tostada, quebradiça, dura, macia, escamosa, pastosa, mole, pegajosa, gordurosa, seca, úmida, grossa, fina, pesada, leve ou empelotada.

1. Imagine a sensação de um alimento macio e sedoso, por exemplo, um pudim, em sua língua.
2. Agora, pense em comer algo crocante. Você gostaria de mastigar tenras folhas de alface em uma salada ou talvez alguns *chips* de milho?
3. Talvez você não esteja interessado em comida suave ou crocante no momento, mas algo mais difícil de mastigar seja mais atraente. Talvez um bife ou uma rosquinha lhe desse essa sensação.
4. Há outra textura mais atraente?
5. Talvez você queira apreciar texturas variadas nesta refeição.
6. Você pode descobrir que nenhuma dessas texturas se encaixa neste momento e que prefere ter a experiência de beber algo, sem a necessidade de mastigar. Então, uma vitamina de frutas pode funcionar.

Qual textura você apreciaria neste momento?

_____

_____

Que alimento ou alimentos proporcionariam essa textura?

_____

_____

Especificamente, quais são os aromas que o atraem?

Muito do prazer de comer vem do olfato. Pessoas com problemas de olfato sentem muito menos prazer ao se alimentarem. Cada um dos alimentos identificados acima por seus sabores e texturas atraentes também pode ter um aroma distinto – que pode ou não ser atraente para você.

Neste momento, você se lembra de algum aroma que desperta o seu paladar?

- O cheiro do alho ou da cebola fritos, do *bacon* fritando, de um bife grelhado ou de uma pizza esquentando no forno agrada você?
- Ou o aroma que exala do café quentinho, da canela ou da baunilha seria ideal?
- Pipoca amanteigada ou pão recém-saído do forno?

- Que tal o cheiro de um queijo curado ou de alguma coisa defumada, ou cheirando a peixe, ou com odor cítrico?

_____

_____

Qual a temperatura ideal para a sua comida?

Outra consideração sensorial é a temperatura dos alimentos. Imagine que você está em casa e que lá fora está chovendo e fazendo frio. E você talvez esteja confortavelmente sentado em frente à sua lareira, lendo um bom livro, quando surgem os primeiros sinais de fome.

Um prato de sopa fumegante parece ser a escolha certa nesse dia chuvoso e frio?

_____

Agora, imagine que você está relaxando em uma espreguiçadeira na praia em um dia quente de verão, observando o quebrar das ondas do mar na areia.

Provavelmente um prato de sopa fumegante não se encaixa nesse cenário. Um *milk-shake* geladinho ou uma tigela de frutas frescas com queijo *cottage* lhe parecem perfeitos?

_____

Considere a temperatura do que você estiver bebendo para que a sua refeição se torne ainda mais satisfatória.

Se você quer café, prefere-o quente ou apenas morno?

_____

Ou, talvez você prefira chá – gelado ou quente?

_____

Se estiver bebendo água, você prefere com gelo ou na temperatura ambiente?

_____

E sobre a aparência dos alimentos?

A aparência da comida em seu prato pode afetar o grau de sua satisfação com a experiência alimentar. Experimente o seguinte cenário de um jantar com frango. Visualize um prato contendo peito de frango cozido, cuja pele parece mal cozida. Ao lado do frango há uma porção de couve-flor cozida no vapor e

Princípio 5 | Descobrir o fator satisfação 107

um pouco de purê de batata. Você acha que essa refeição "bege" é atraente? Essa imagem retrata uma refeição agradável? Agora, modifique essa refeição levando em conta as cores. O frango foi assado até ficar com uma coloração castanho--dourada. Em seguida, substitua a couve-flor por talos de aspargos grelhados e substitua o purê de batata por batata-doce coberta com um pouco de canela. Sem levar em conta o quanto você gosta ou não gosta dos alimentos que compõem os dois pratos, pense apenas no quanto essas mudanças, na simples aparência da refeição, mudam seu entusiasmo ao comê-la.

Quando você pensar sobre o que realmente quer comer, faça as seguintes perguntas:

Eu gostaria de uma comida colorida e diversificada, ou descomplicada e de aspecto insosso?

_____

_____

_____

De que forma a aparência de qualquer um desses pratos afetaria sua satisfação ao consumir a refeição?

_____

_____

_____

Outros aspectos da aparência dos alimentos a serem levados em conta são a altura, como uma "torre" de comida; comida plana, como uma tapioca; diferentes texturas, formas e tamanhos dos alimentos componentes do prato; e a disposição dos alimentos (tudo em uma tigela ou em pratos separados, como entradas ou aperitivos, ou itens em uma mesa de bufê).

Como você se sente com relação ao volume e à capacidade de saciação dos alimentos?

A última qualidade sensorial a ser examinada é o volume da comida, que será sentido em seu estômago, não por meio dos seus sentidos. Alguns alimentos são digeridos lentamente. Um exemplo é um picante chili de feijão. Se comer uma grande salada ou vegetais cozidos no vapor, você ficará rapidamente saciado, mas essa saciedade não durará por muito tempo, pois a salada será digerida de forma rápida. Ao escolher o que comer, leve em conta o seguinte:

Quer algo substancioso e farto que promova saciedade e saciação por muito tempo, como uma macarronada com queijo ou um picadinho de carne?

108 Comer Intuitivo – exercícios práticos

Ou você quer algo mais aerado, leve ou de pequenas dimensões, que talvez não encha o seu estômago nem vá satisfazê-lo por muito tempo, como pipoca, iogurte ou uma barra energética?

_____

_____

Agora que você levou em conta o sabor, a textura, o aroma, a temperatura, a aparência e o volume dos alimentos que você possivelmente escolherá para sua refeição, tenha sempre em mente essas considerações sensoriais. Lembre-se delas a cada vez que se perguntar: *O que eu realmente quero comer agora?* Considere cada um de seus sentidos. Em seguida, pense na refeição como um todo. Talvez você não consiga satisfazer todos os seus sentidos a cada refeição. Tudo bem! Escolha os componentes mais importantes para o momento.

A importância de comer devagar e com atenção

A sintonia interna, ou atenção plena, é uma parte essencial de todo o processo do Comer Intuitivo. "Estar presente" permite que você vivencie a experiência direta de seu corpo e das muitas sensações de comer. Para ajudá-lo a praticar essa atenção plena, desenvolvemos o Treinamento de Conscientização do Comer Intuitivo (TCCI).

Atividade programada do TCCI

Esta é uma atividade alimentar orientada para ajudar a cultivar sua percepção e experimentação das muitas nuances sensoriais do ato de comer. A prática dessa atividade será uma grande contribuição para a sua satisfação ao comer.

Prepare-se

Vale a pena você ler em voz alta e gravar a atividade programada (a seguir) – por exemplo, como uma mensagem de voz em seu celular que possa ser reproduzida durante o exercício. Mas certifique-se de desligar o toque do seu telefone para que você não seja perturbado com alguma chamada. Com isso, você concentrará toda a sua atenção no processo de comer (em vez de tentar conciliar a leitura da atividade programada com a experiência de comer). Em seguida, siga as cinco etapas a seguir:

1. Selecione um horário e um local onde você possa comer sem distração.
2. Escolha algo pequeno que você gostaria de comer e que dispense utensílios (p. ex., frutas secas, nozes, uma rosquinha, uma barra de chocolate, uma fatia de pão, um pequeno pedaço de fruta, um pouco de granola, ou um biscoito).

Princípio 5 | Descobrir o fator satisfação 109

3. Tenha à mão um guardanapo ou prato.
4. Desligue o toque do seu celular e demais dispositivos, inclusive o som de notificação de mensagens de texto.
5. Reproduza a gravação que você fez da atividade programada a seguir e siga as instruções.

Roteiro do TCCI

Coloque a comida em um prato ou guardanapo à sua frente. Sente-se confortavelmente em uma cadeira e respire fundo algumas vezes, até que esteja se sentindo relaxado e calmo. É importante que você não se apresse nem se precipite em cada uma das experiências a seguir.

Visão. Sem tocar na comida, observe o aspecto do alimento sobre o prato ou guardanapo. Observe a comida com curiosidade, como se nunca tivesse visto esse tipo de alimento antes. Observe a cor, a forma e todos os seus cantos e características. Como você descreveria o que está observando para uma pessoa que nunca tenha visto essa comida? Não há maneira certa ou errada de descrever sua observação. Apenas observe e faça uso dos seus olhos.

Cheiro. Aproxime o nariz da comida e inspire suavemente. Qual é o cheiro da comida? Existe um cheiro? Talvez nuances de baunilha, menta, chocolate ou um aroma acre ou picante? O cheiro é sutil ou intenso? Ou talvez a comida seja perfumada, mas de um modo nem sutil nem forte? Não há maneira certa ou errada de sentir o aroma. Apenas observe.

Tato. Pegue a comida e coloque-a na mão. Observe como você a percebe em sua mão. Talvez o alimento seja liso, áspero, pontudo, quebradiço, pegajoso, crocante, pesado ou leve? Não há maneira certa ou errada de descrever as sensações físicas do seu toque. Apenas observe e sinta a textura.

Som. Dê uma pequena mordida no alimento. Como é o ruído da comida ao ser mordido? Talvez um som crocante, ou de estalido, ou abafado, de sucção, ou agudo? Não há maneira certa ou errada de descrever o que você ouve. Apenas ouça e observe.

Sensação na boca. Sem dar outra mordida, faça a comida "passear" pela boca e observe a sensação. A textura é áspera, quebradiça, seca, pegajosa, úmida, leve ou outra coisa qualquer? Resista ao impulso de mastigar a comida; apenas observe como sua textura vai mudando à medida que toca sua língua. Talvez a comida esteja começando a ficar empapada, ou comece a se desintegrar, ou se torne fibrosa ou aguçada. Não existe maneira certa ou errada de descrever as sensações físicas dos alimentos na boca. Apenas observe e sinta a mudança gradual da textura.

Sabor. Qual o sabor da comida? Talvez doce, azedo, amargo, salgado, picante ou insosso? O que acontece com o sabor da comida quando ela está na sua língua? Ele fica mais forte, ou talvez mais sutil e menos distinto? À medida que

(continua)

(continuação)

a comida vai se dissolvendo na boca, novos sabores surgem? Não existe uma forma certa ou errada de saborear a sua comida. Basta observar e perceber as nuances dos sabores.

Em seguida, mastigue o seu pedaço de comida e, quando se sentir pronto, engula a porção. Observe como você sente a comida descendo pela garganta. Dê outra pequena mordida no alimento e repita o processo.

Prática do TCCI

Agora que você teve a experiência de prestar atenção a sentidos específicos ao comer, é importante que continue a praticar essa alimentação atenta. Para a próxima semana, selecione seis refeições ou lanches que lhe permitam dedicar sua atenção aos aspectos sensoriais da alimentação. Use a Planilha de prática do TCCI a seguir para o registro dessas experiências. Preste atenção a todas as suas experiências sensoriais enquanto faz uma refeição ou lanche, faça uma verificação e, em seguida, descreva sua experiência.

Planilha de prática do TCCI

Data	Refeição ou lanche	Experiência sensorial						Comentários (descreva sua experiência sensorial)
		Visão	Cheiro	Tato	Som	Gosto	Sensação na boca	

Reflexão do TCCI

De que modo a experiência do TCCI se compara ao seu processo habitual de alimentação? Considere o tempo gasto com a refeição ou lanche e as diferentes experiências sensoriais.

_____

_____

_____

_____

O que você precisa fazer para comer dessa maneira na maioria das suas refeições? Considere definir uma intenção de selecionar determinada refeição, por exemplo, o almoço, quando começar a praticar esse processo.

_____

_____

_____

_____

Como o ato de prestar atenção aos aspectos sensoriais contribui para a sua satisfação ao comer?

_____

_____

_____

_____

Prática avançada do TCCI: pensamentos causadores de distração

Embora você tenha se esforçado para fazer a maior parte das suas refeições sem se envolver em comportamentos de distração (p. ex., ver televisão, ler ou verificar se há mensagens de texto no celular), ainda assim pode se distrair com seus pensamentos. Talvez você esteja remoendo suas memórias sobre uma conversa que não foi boa com seu chefe, esteja estressado com algum prazo de trabalho muito apertado, ou fique comparando sua refeição com a refeição de seu companheiro de jantar. Pensamentos que perturbam sua atenção podem afastá-lo da experiência e da satisfação de comer. Há uma forma de lidar com esse problema, que consiste em um processo que envolve duas etapas (que frequentemente deverão ser repetidas):

- Selecione um ponto focal sensorial para sua refeição, como o sabor de determinada comida, ou talvez a sensação que ela causa em sua boca. Todas as vezes que você se pegar perdido em seus pensamentos enquanto come, simplesmente rotule a ocorrência como "pensamento", sem julgamento crítico.

- Cuidadosamente direcione sua mente para o ponto focal sensorial de sua refeição, como prestar atenção ao sabor da comida, ou à sensação que o alimento está causando em sua boca.

Esteja preparado para repetir várias vezes essas duas etapas. Nesse caso, a verdadeira prática é o redirecionamento da sua mente para um ponto focal centrado no alimento e bem distante de seus pensamentos. Esse processo é muito parecido com o processo de simplesmente perceber pensamentos dispersos durante a meditação, fazendo com que sua atenção seja suavemente conduzida de volta para a sua respiração.

Saciedade sensorial específica

No campo do hedonismo – o estudo do prazer – o conceito de agradabilidade é muito importante por influenciar na escolha dos alimentos e pode desempenhar certo papel na determinação da quantidade de comida consumida. Esse fenômeno é denominado saciedade sensorial específica (SSE). Estudos de SSE descobriram que o fenômeno ocorre dentro de dois minutos após o consumo de um único alimento, quando há pouca oportunidade para sua digestão e absorção, sendo específico para os aspectos sensoriais do alimento (Rolls, 1986; Hetherington, Rolls e Burley, 1989). Se você estiver comendo com atenção concentrada, começará a notar o momento em que a SSE se manifesta; por exemplo, quando tem início a dessensibilização das suas papilas gustativas ao paladar. Nesse momento, é possível perceber que o sabor já não é tão bom quanto foi na primeira garfada. A SSE envolve a premissa de que, pela avaliação das qualidades sensoriais dos alimentos (identificadas por você no exercício anterior), é possível determinar o momento em que o prazer da comida diminui. Com esse enfoque, naturalmente você chegará à quantidade certa de comida necessária para obter satisfação máxima.

É normal comer mais de um alimento a cada refeição. À medida que a agradabilidade de um grupo de alimentos diminui, frequentemente esse fenômeno corresponde a um aumento da saciedade, o que leva à diminuição da fome e da vontade de comer.

Prática avançada: detecção da saciedade sensorial específica

Para este exercício, primeiramente avalie seu grau de fome, para confirmar se você está com uma fome moderada. Em seguida, escolha um alimento de seu agrado, depois de ter sido "aprovado" por todos os seus sentidos, como no exercício descrito anteriormente (na seção "O que você realmente quer comer?"). Certifique-se de fazer a prática com apenas um alimento.

Anote a hora. Comece a comer – devagar e com atenção. Enquanto continua comendo, pergunte-se:

- O sabor diminuiu?
- O cheiro ainda é tão bom?
- A textura e o aspecto ainda são tão atraentes?

Ao perceber a diminuição da "agradabilidade" da comida, anote a hora para saber quantos minutos se passaram. Quanto tempo levou até que a SSE começasse?

_____

_____

_____

Repita este exercício, mas desta vez sirva-se de uma refeição composta de alimentos variados. Leva mais tempo para que o prazer da refeição diminua quando você come diversos tipos de alimentos? Quantos minutos a mais?

_____

_____

_____

Com esse conhecimento, você descobrirá que, ao parar de comer no ponto em que o seu prazer com a comida diminui, deixará de lado seu prato, sentindo-se fisicamente confortável e satisfeito. E não se preocupe – seu corpo é sábio; você terá consumido tão somente a quantidade de nutrientes de que seu corpo precisa com o passar do tempo.

O impacto da fome e da saciedade

Alguma vez você já comeu pouquíssimo durante o dia por saber que vai jantar fora à noite? As pessoas fazem isso o tempo todo, economizando para a refeição noturna sem pensar nas consequências. Obviamente elas se sentarão à mesa para esse jantar esfomeadas – o que, por certo, fará com que se empanturrem com tanta comida quanto possível para se sentirem satisfeitas. Isso sempre ocorre. Uma vez que você está em um estado de fome primal, qualquer possibilidade de real satisfação com sua refeição desaparece, graças ao impulso de jogar rapidamente a comida para dentro do estômago. Da mesma forma, é igualmente difícil ficar satisfeito com uma refeição se você se sentar para comer quando não estiver sem fome alguma. Certamente o prazer será maior com uma refeição que teve início no momento em que você estava com uma fome moderada.

O limite da última garfada

O *limite da última garfada* é o ponto em que seu corpo lhe dá o sinal de que você está em um nível confortável de saciedade (cerca de 6 ou 7 na Escala de descoberta da fome, no Cap. 2). Nesse ponto, você descobrirá que a satisfação com o que está comendo começará a diminuir. Para que você obtenha a máxima satisfação, certifique-se de consumir alimentos variados e de praticar o fim da sua refeição assim que atingir a saciedade física. A Planilha de descoberta da satisfação o ajudará a localizar o limite da última garfada enquanto você avalia sua saciedade.

Planilha de descoberta da satisfação

Circule o número que melhor reflita seu nível de fome antes da refeição ou lanche. Quando terminar de comer, avalie sua saciedade e, em seguida, avalie seu nível de satisfação. Tenha em mente que não existe um número certo ou errado; é apenas um método para ajudá-lo a "ouvir" e descobrir a satisfação ao comer. Nesse ponto, você terá encontrado o limite da última garfada.

116 Comer Intuitivo – exercícios práticos

Hora	Pontuação da fome	Comida ingerida	Pontuação da saciedade	Pontuação da satisfação	Comentários
	0 1 2 3 4 5 6 7 8 9 10		0 1 2 3 4 5 6 7 8 9 10	0 1 2 3 4 5 6 7 8 9 10	
	0 1 2 3 4 5 6 7 8 9 10		0 1 2 3 4 5 6 7 8 9 10	0 1 2 3 4 5 6 7 8 9 10	
	0 1 2 3 4 5 6 7 8 9 10		0 1 2 3 4 5 6 7 8 9 10	0 1 2 3 4 5 6 7 8 9 10	
	0 1 2 3 4 5 6 7 8 9 10		0 1 2 3 4 5 6 7 8 9 10	0 1 2 3 4 5 6 7 8 9 10	
	0 1 2 3 4 5 6 7 8 9 10		0 1 2 3 4 5 6 7 8 9 10	0 1 2 3 4 5 6 7 8 9 10	
	0 1 2 3 4 5 6 7 8 9 10		0 1 2 3 4 5 6 7 8 9 10	0 1 2 3 4 5 6 7 8 9 10	
	0 1 2 3 4 5 6 7 8 9 10		0 1 2 3 4 5 6 7 8 9 10	0 1 2 3 4 5 6 7 8 9 10	
	0 1 2 3 4 5 6 7 8 9 10		0 1 2 3 4 5 6 7 8 9 10	0 1 2 3 4 5 6 7 8 9 10	
	0 1 2 3 4 5 6 7 8 9 10			0 1 2 3 4 5 6 7 8 9 10	

© 2017 Evelyn Tribole/New Harbinger Publications.

Reflexão sobre a Planilha de descoberta da satisfação

Que tendências você observou com relação à fome, saciedade e satisfação?

___

Você anotou o limite da última garfada? Em caso afirmativo, ao identificar esse ponto, você foi capaz de aprimorar seu quociente de satisfação de forma ainda mais precisa?

___

Nesta seção, você aprendeu e praticou que terá mais chances de obter satisfação em suas refeições quando começar a comer sentindo uma fome moderada, e comer até atingir um ponto confortável de saciedade. Nesse ponto, você atingiu o limite da última garfada, que se faz acompanhar por uma diminuição do prazer e da satisfação com a comida que está sendo consumida.

Seu ambiente alimentar

Frequentemente as pessoas encaram o ato da alimentação da mesma forma que o ato de lavar roupa – trata-se apenas de executar os movimentos de uma tarefa necessária, mas enfadonha, mal prestando atenção, simplesmente fazendo o que tem que ser feito. Se você optar por fazer suas refeições sem levar em conta o ambiente, provavelmente sua satisfação de comer diminuirá. Os exercícios a seguir o ajudarão a criar um ambiente pacífico e acolhedor, que resultará em máxima satisfação ao comer.

Examine seu ambiente alimentar atual

Quanto tempo você reserva para suas refeições?

___

Onde você faz a maior parte de suas refeições – em casa, no restaurante, na escola, no trabalho?

___

Você se senta, fica em pé ou anda enquanto come?

___

Você se envolve em outras atividades enquanto come, como falar ao celular, sentar na frente do computador, ver televisão, dirigir ou fazer outra coisa qualquer?

Com quem você come – um amigo, parceiro ou membros da família, colegas de trabalho ou de escola, ou outra pessoa? Ou você come sozinho?

Se você está comendo em casa, suas refeições são feitas na sala de jantar ou na mesa da cozinha, ou você come em sua escrivaninha ou no sofá? A área está limpa ou é bagunçada?

Se você usa uma mesa para comer, descreva seu aspecto. Seu senso de estética a considera atrativa? Que tipo de pratos e utensílios você usa? São de papel, plástico, cerâmica, aço inoxidável ou outro material?

Você põe música para ouvir enquanto come?

Em geral, que emoções você sente quando come? Você fica calmo, ansioso, entediado, com medo ou outra coisa?

Reflexão

Quais são suas impressões sobre o ambiente onde atualmente você se alimenta?

Você percebe algum padrão ou tendência nas respostas acima?

_____

_____

_____

_____

Considere estes possíveis problemas:

- *Hora de apreciar a refeição.* Você pode estar comendo rapidamente e tentando espremer a hora das refeições em um intervalo de 5 minutos entre tarefas no trabalho ou entre afazeres domésticos. Ou você está se permitindo tempo suficiente para apreciar sua comida?
- *Comer desatento.* Se você está em pé enquanto come, seja em frente à geladeira, olhando pela janela ou correndo pela casa, está perdendo a oportunidade de se sentar, relaxar, olhar para a comida no prato e saborear suas qualidades sensoriais. Se você se envolve em tais atividades enquanto se alimenta, é pouco provável que consiga se concentrar na refeição.
- *Pessoas.* Em muitos casos, comer com outra pessoa pode melhorar sua experiência prazerosa, mas em certas situações também pode ser causa de distração da comida. Se você ficar comparando o que está comendo com a refeição de outra pessoa, ou se estiver envolvido em uma conversa pouco confortável, é possível que não perceba se a comida está realmente do seu agrado ou se está começando a chegar ao limite da última garfada. (Leve em conta seus companheiros em cada refeição. Isso pode variar.)
- *Desordem.* Se o espaço onde você faz suas refeições estiver desordenado e se quase não houver espaço para colocar o prato, essa bagunça pode distraí-lo e você deixará de ter uma experiência tranquila e satisfatória com sua comida.
- *Contexto.* Se você comer em um ambiente pouco atraente, não estará honrando a experiência de comer nem obterá a satisfação final que o ato de comer pode lhe oferecer.
- *Barulho.* Se você ouve música alta ou barulhenta, ou se há uma obra em andamento no seu vizinho, ou ainda se seus colegas de trabalho estão discutindo ou falando alto no cubículo ao lado, você estará mergulhado na antítese de um ambiente tranquilo.
- *Emoções estressantes.* Se suas emoções são intensas, torna-se difícil se sentir calmo o suficiente para saborear sua refeição.

Cultivando um ambiente agradável para suas refeições

Se você tiver a firme intenção de reduzir ao máximo as distrações (dentro do que lhe for possível), ficará surpreso em constatar que, além de tornar o ambiente de suas refeições bem mais agradável, suas chances de obter satisfação com a comida também aumentam muito.

Que modificações poderiam ser feitas em sua casa para que você tenha um ambiente mais agradável onde faz as refeições?

_____

_____

_____

_____

_____

Sua conexão emocional com a comida

Para algumas pessoas, a hora das refeições é um momento sagrado, reservado para a diversão e o prazer. Para outras, é mais parecido com um campo de batalha ou uma prisão.

Sua atmosfera emocional

Considere as seguintes perguntas:

Com que frequência sua casa vira um caos quando você inicia uma refeição? No caso, caos pode significar o latido do cachorro, o choro do bebê, todos se apressando para chegar ao trabalho ou à escola para não se atrasarem, uma mesa desarrumada, o celular que não para de tocar e assim por diante. O que pode ser feito para eliminar ou diminuir uma parte desse caos? Uma possibilidade é você se levantar da cama uns quinze minutos antes, de modo a ter um tempo para respirar e reconhecer a gratidão que sente por alguns dos presentes que a vida lhe deu. Talvez você possa desligar o toque do celular enquanto está comendo e arrumar a mesa na noite anterior. Ou, se seu tempo permitir, você pode fazer um lanchinho antes de levar as crianças para a escola, retornando depois para casa; então poderá sentar-se para saborear sua refeição. Que mudanças você está disposto e é capaz de fazer?

_____

_____

_____

Princípio 5 | Descobrir o fator satisfação 121

A sala (em casa, no trabalho ou na escola) está repleta de tensão? Se houver tensão entre você e seu parceiro, seus pais ou qualquer membro da sua família, dê o primeiro passo corajoso de achar um tempo fora da hora das refeições para falar sobre o que você está sentindo e do que precisa. Se possível, pense na possibilidade de procurar aconselhamento, seja individual, seja em grupo, de modo a melhorar a situação emocional em sua casa.

_____

_____

_____

_____

As pessoas estão discutindo durante as refeições? Se outras pessoas estão discutindo entre si e trazendo esse argumento para a mesa, intervenha e peça que resolvam seus problemas em outro momento ou evitem se envolver em tais questões enquanto comem. Essa discussão não é problema seu, mas vai afetar seu prazer com a refeição. Durante as refeições, estabeleça uma "zona de proibição" de discussões. De que modo isso poderá ser feito?

_____

_____

_____

_____

Tem comida suficiente? Você percebe que não terá o suficiente para comer ou que não haverá variedade suficiente que lhe permita escolher o que realmente quer comer? Se sua geladeira estiver vazia (porque ninguém em sua casa – inclusive você – fez compras de mantimentos), desenvolva um plano estabelecendo quem fará as compras e um horário habitual para que isso ocorra. Quais são as suas ideias para solucionar esse problema?

_____

_____

_____

As pessoas estão criticando suas escolhas dos alimentos ou a quantidade do que você come? Se isso estiver ocorrendo, é bastante improvável que você possa se concentrar no prazer de sua refeição, pois estará comendo em um ambiente hostil. Que limites podem ser definidos para que seja criado um ambiente neutro na hora das refeições?

Todos nós merecemos ter um ambiente saudável e emocionalmente feliz para nossas refeições. Talvez você não seja capaz de solucionar todos os problemas – certamente não de imediato –, mas cada progresso que você fizer o conduzirá para maior prazer e satisfação em suas refeições.

Seus favoritos: comidas, companheiros de refeições e lugares para comer

Passar um tempo contemplando seus favoritos – comidas, lugares para comer e sua companhia à mesa – fará com que aumentem as chances de uma experiência alimentar mais agradável.

Quais são suas comidas favoritas?

Quais pessoas são a sua companhia favorita às refeições? Se você fizer suas refeições na companhia de pessoas de quem gosta (incluindo você) e com quem se sente seguro, suas refeições certamente serão mais satisfatórias.

Você gosta de comer em casa, em restaurantes, na casa de amigos, em festas, em grandes eventos ou em algum outro ambiente? Relacione os locais de sua preferência para comer; com isso, sua satisfação aumentará na hora das refeições.

Na próxima vez que estiver planejando um passeio durante o qual fará uma refeição, reserve algum tempo para se lembrar dos seus favoritos – comidas, pessoas e lugares especiais. Você descobrirá que terá mais qualidade em sua experiência alimentar.

Resumo

Descobrir o fator satisfação é uma experiência plena, que envolve sua mente e seu corpo. O fator satisfação permite que você escolha o alimento certo para o seu paladar. Pare de tentar obter satisfação com comidas que não atendem aos seus desejos. Essa atitude poderá ter um resultado infeliz. Nesse caminho, você pode acabar comendo demais e depois sair à procura de *outra* comida, para que possa se satisfazer. Certifique-se de monitorar qualquer sombra de culpa que você ainda tenha sobre suas escolhas de comida. A culpa irá diminuir sua experiência alimentar.

Neste capítulo, você avaliou o que realmente quer comer, além de outros fatores direcionados à obtenção da maior satisfação possível com suas refeições. Lembre-se de que, nesse processo, é preciso tempo e paciência; e você deve aprender a não fazer julgamentos autocríticos. A prática de "estar presente" é fator importante para que você possa ter satisfação ao comer. Faça isso – e esse poderá ser o primeiro passo para viver uma vida mais gratificante.

CAPÍTULO 6

Princípio 6
Sentir a sua saciedade

Ouça os sinais do corpo que lhe dizem que você não está mais com fome. Observe os sinais de uma saciedade confortável. Faça uma pausa no meio da refeição e reflita sobre o sabor da comida e o seu nível de saciedade no momento.

É difícil identificar a saciedade se você estiver comendo de maneira distraída e preso aos padrões habituais de "limpar o prato", ou então se estiver comendo rapidamente sem saborear a comida. No livro *CrazyBusy* (2007), Edward M. Hallowell descreve nosso dilema moderno: as pessoas andam incrivelmente ocupadas e distraídas graças a uma tecnologia que está sempre *on-line* e a um crescente senso de urgência, de que devemos ser produtivos a qualquer custo e o tempo todo. Sempre é preciso estar fazendo alguma coisa. Algumas pessoas até consideram que estão perdendo tempo com o simples ato de sentar-se à mesa para saborear uma refeição; elas usam o tempo em que estão comendo para fazer outras coisas, mesmo que seja apenas assistir ao noticiário na televisão.

As atividades neste capítulo irão ajudá-lo a:

- Conectar-se com suas sensações físicas de saciedade.
- Considerar como você quer se sentir fisicamente após fazer uma refeição ou lanche.
- Praticar a identificação das nuances da saciedade.
- Aprender a dizer não às pessoas que o pressionam a comer quando já estiver saciado ou ainda sem fome.
- Trabalhar a mentalidade de "limpar o prato".

Barreiras contra a percepção da saciedade

Esta seção descreve as muitas barreiras que podem fazer com que você tenha dificuldade para ouvir o sinal de saciedade emitido pelo seu corpo, desde o ato de comer desatentamente e até a pressão social para que você coma mesmo depois de estar saciado. Mais importante ainda, você praticará maneiras de superar tais obstáculos, para que possa responder no momento certo aos seus sinais de saciedade.

Comer desatento

Comer enquanto você se dedica a outra atividade é como dirigir sem atenção – o motorista tem a ilusão de que pode dirigir perfeitamente enquanto envia mensagens de texto no celular. Comer desatento não é diferente (Brunstrom e Mitchell, 2006; Robinson et al., 2013). Você pode até ter a impressão de que sabe o que está pondo na boca enquanto lê as notícias ou responde aos seus *e-mails*. Mas, na verdade, você está deixando de lado os aspectos sensoriais do ato de comer – o som crocante da alface, a sensação macia e de frescor do arroz juntamente com a densa riqueza de um feijão apimentado, o aroma de canela em seu mingau de aveia ou a beleza visual de uma colorida salada. Embora você tenha a capacidade de realizar várias tarefas ao mesmo tempo, a sua mente só pode prestar atenção, de fato, em apenas uma coisa de cada vez, como se fosse a lente de uma câmera. Consequentemente, se você estiver preocupado em fazer outras atividades enquanto estiver comendo, não é apenas o seu prazer com uma boa refeição que ficará prejudicado, mas é provável também que você não sinta a sua saciedade até descobrir que se empanturrou por ter comido mais do que precisava. Ou você pode descobrir que se sente saciado mas, por não ter experimentado todos os sabores da sua refeição, ainda poderá ter restado um desejo intenso de continuar comendo, para que possa experimentar tais prazeres.

Barreiras à saciedade: autoavaliação de comer desatento

1. Marque um X ao lado de qualquer uma das atividades que você faz enquanto come:

- ☐ Ver televisão ou filme
- ☐ Enviar mensagens de texto
- ☐ Ler um livro
- ☐ Ler uma revista
- ☐ Navegar na internet
- ☐ Ler ou postar mensagens nas redes sociais
- ☐ Trabalhar na sua escrivaninha
- ☐ Fazer tarefas domésticas
- ☐ Checar a correspondência
- ☐ Checar *e-mails* ou mensagens de voz

126 Comer Intuitivo – exercícios práticos

- ☐ Verificar o celular
- ☐ Jogar *videogame*
- ☐ Fazer listas de tarefas
- ☐ Ler o jornal
- ☐ Ler rótulos de alimentos
- ☐ Perambular
- ☐ Dirigir
- ☐ Falar ao celular
- ☐ Fazer o lanche dos filhos para a escola
- ☐ Outros:_____

2. Reveja os itens que você marcou com X e, em seguida, pense na frequência com que você se envolve em qualquer tipo de distração durante sua alimentação.

- ☐ Todas as refeições
- ☐ Na maioria das refeições
- ☐ Só no café da manhã
- ☐ Só no almoço
- ☐ Só no jantar
- ☐ Só durante os lanches

3. Tente se lembrar dessas atividades enquanto come. Em quais casos você se lembra de ter se distraído consideravelmente da comida?

_____

_____

_____

_____

4. Que tipos de medo ou pensamento de desconforto surgem em você (caso ocorram) ao pensar sobre como seria o ato de comer sem qualquer envolvimento seu em nenhuma atividade que possa distraí-lo?

_____

_____

_____

_____

_____

5. O que é necessário para você se sentir pronto para comer sem distração? Talvez você tenha que garantir um tempo suficiente para comer, ou deva comer em um lugar distante de sua televisão ou computador, ou ainda deva chegar a um acordo com seus parentes ou colegas de quarto sobre essa questão.

_____

_____

_____

_____

6. Idealmente, é muito importante que você deixe de lado qualquer atividade que possa distraí-lo da percepção das qualidades sensoriais do ato de comer; mas em geral esse é um passo muito grande para a maioria das pessoas. Descreva um passo que você possa dar para comer sem distração. Por exemplo: *Durante uma semana inteira vou comer sem distração em várias das minhas refeições do jantar.*

_____

_____

_____

_____

Comer como um momento sagrado: crie o ambiente ideal para suas refeições

Não importa se você come sozinho ou com outras pessoas, comer é um momento para se conectar com seu corpo e alimentá-lo, sobretudo nas refeições principais (embora a satisfação e o conforto de fazer um lanche não devam ser considerados como algo irrelevante). Se você está com sua família, amigos ou colegas de trabalho, esse também é um momento apropriado para estabelecer conexão com outras pessoas. Mas essa conexão se torna difícil quando acontecem distrações indesejáveis. É importante que você crie uma experiência alimentar tão ideal quanto possível: ela deve ser agradável, descontraída e sem distrações. Há duas maneiras principais de alcançar esse objetivo: estabelecer limites e criar um ambiente agradável. Revise as afirmações listadas a seguir e assinale as ideias que você estaria disposto a experimentar.

Comer Intuitivo – exercícios práticos

Estabeleça limites	Crie um ambiente agradável
☐ Desligue todos os aparelhos eletrônicos, inclusive os que estão sendo usados por outros membros da família; deixe apenas uma música de fundo. A menos que seja absolutamente necessário, não atenda o celular ou o telefone durante as refeições.	☐ Escolha um local apropriado para comer, como a cozinha ou a mesa da sala de jantar.
☐ Faça com que todos tenham a expectativa de que a hora das refeições não é o lugar apropriado para a discussão de desentendimentos.	☐ Defina um ambiente habitual para as refeições – com um prato, utensílios e um guardanapo.
☐ Coma sentado, não em pé.	☐ Crie um ambiente agradável com música de fundo. Acenda uma vela ou coloque flores na mesa.

"Clube do prato limpo"

Acabar com toda a comida em seu prato, independentemente da quantidade que foi servida, é uma regra alimentar externa e também uma barreira para que você vivencie a saciedade, sendo um fator que desconecta você dos sinais internos do seu corpo. Isso significa que você só vai parar de comer quando tiver "limpado o prato", independentemente da fome que sentia no início e do seu subsequente nível de saciedade. Geralmente essa maneira de comer também está expressa nas embalagens de alimentos – usar o conteúdo até terminar, isto é, até que a embalagem esteja vazia. Em sua família, a regra estabelecida por seus pais desde a infância evoluirá para um padrão habitual e até mesmo para uma expectativa. É possível que outros fatores possam fazer você consumir todos os alimentos que estão no prato: fome demais, comer muito rápido ou medo da privação.

Avaliação do "prato limpo"

O próximo conjunto de perguntas o ajudará a avaliar as tendências para o consumo total de todos os alimentos no prato e como trabalhar com esse padrão habitual, que nada tem a ver com o processo do Comer Intuitivo.

Princípio 6 | Sentir a sua saciedade 129

1. Leia as afirmações a seguir e marque com um X os fatores do "prato limpo" que sejam pertinentes para você.

☐ Cresci em uma família numerosa e a competição durante as refeições era muito intensa. Minha mãe colocava toda a comida na mesa. Se eu não aproveitasse as minhas porções, ficava no prejuízo – não teria mais nada para comer.

☐ Cresci com uma sensação de escassez de alimentos. Às vezes eu não sabia se poderia ter uma próxima refeição, então fazia questão de comer *tudo*.

☐ Às vezes a comida servida era apenas suficiente, e esperava-se que a gente comesse tudo.

☐ Quando me sento para fazer uma refeição, geralmente sinto uma fome voraz, com um grande senso de urgência para comer – e comer muito rápido.

☐ Limpar totalmente o meu prato foi um valor que me foi incutido ao longo da minha criação. Era considerado um desperdício deixar comida no prato.

☐ Quando me servem algum alimento completo, por exemplo, um sanduíche, como tudo automaticamente.

☐ Quando pego um pacote contendo alguma comida, por exemplo, batatas fritas, eu como automaticamente o pacote inteiro.

☐ Sinto-me culpado se não comer tudo que está no meu prato.

☐ Quando estou em um restaurante, tenho tendência a comer demais, para fazer meu dinheiro render.

☐ Quando estou comendo em um restaurante do tipo rodízio, onde você pode comer quanto quiser pelo mesmo preço, tenho tendência a encher meu prato e voltar para pegar mais porções, mesmo se já estiver empanturrado, para fazer meu dinheiro render.

☐ Na minha fase de crescimento, eu tinha que limpar o prato para poder comer a sobremesa.

☐ Eu como muito rápido e normalmente termino de comer antes de todos os outros que estão comigo na mesa.

☐ Tenho o cuidado de não ferir os sentimentos das pessoas que prepararam uma refeição para mim e que esperam que eu a coma, mesmo se estiver completamente saciado.

2. Revise os fatores do "prato limpo" que lhe dizem respeito e responda às seguintes perguntas:

A. Qual a porcentagem de vezes em que você "limpa o prato"?

    ☐ Raramente
    ☐ Menos da metade das minhas refeições
    ☐ Mais da metade das minhas refeições
    ☐ Todas as minhas refeições

B. Para você, "limpar o prato" parece mais _____

☐ Um hábito automático
☐ Um valor (Observação: se você se sentir culpado por deixar um pouco de comida no prato, provavelmente isso faz parte do seu sistema de crenças, ou é um valor pessoal.)

C. Se você é uma pessoa que "limpa o prato", qual seu grau de dificuldade para deixar apenas uma ou duas pequenas porções de comida no seu prato, se você ficar saciado antes de terminar de comer tudo?

☐ Nada difícil
☐ Um pouco difícil
☐ Muito difícil

3. Atividade prática. Para romper a tendência a comer automaticamente toda a comida no seu prato (ou pacote), experimente deixar de comer uma ou duas garfadas ou pequenas porções de comida. O objetivo desse comportamento é quebrar o hábito de comer sem levar em conta seu nível de saciedade. Ao praticar essa técnica, você terá uma poderosa ajuda para criar as necessárias pausas, de modo a avaliar seus níveis de saciedade nas atividades que se seguem.

Rompendo hábitos automáticos: experiência de comer com a mão esquerda

Um hábito, como "limpar o prato" ou comer rápido, talvez não seja afetado pelos sinais de saciedade, por estar muito condicionado e arraigado. Mas, se a automação do hábito for interrompida, será mais fácil para você seguir com as suas intenções, como deixar comida no prato quando já estiver confortavelmente saciado. A próxima atividade oferece um novo meio de interromper a essência desses hábitos, de funcionar no "piloto automático". Isso lhe permitirá saborear a comida e, em última análise, ficar mais conectado às sensações físicas do surgimento da saciedade.

A técnica a seguir teve origem em um estudo engenhoso, no qual os participantes eram simplesmente convidados a comer pipoca com a mão não dominante enquanto assistiam a um filme (Neal et al., 2011). Na primeira parte do estudo, os participantes se alimentaram com a mão dominante, tendo sido minimamente influenciados pelo estado de fome ou pela palatabilidade da pipoca. (Eles receberam quantidades iguais de pipoca *um pouco passada* e de pipoca fresca e não notaram a pipoca de qualidade inferior.) Na segunda parte do estudo, os participantes receberam uma caixa especial contendo a pipoca. Essa caixa tinha uma alça alinhada verticalmente em um dos lados. Para evitar que os participantes usassem sua mão dominante, eles foram instruídos a deslizar a mão dominante entre a alça e a caixa, devendo segurar a caixa dessa maneira durante toda a projeção do filme. O resultado foi menor consumo de pipoca, principalmente se estava meio murcha, porque os participantes estavam mais atentos ao que estavam fazendo; suas ações não eram mais automáticas. Portanto, na atividade a seguir você comerá com a mão não dominante (mão esquerda para a maioria das pessoas). Essa atividade será realizada mais adequadamente na privacidade de sua casa. Alguma coisa terá que ser feita para assegurar que você não começará a usar inconscientemente a mão dominante; por exemplo, prender a mão com um cinto à perna ou à cintura. Mas você também pode, simplesmente, colocar a mão dominante sob a coxa ou mantê-la atrás das costas enquanto come. Contudo, você deve ficar muito atento a esse detalhe. Esse experimento deve ser realizado durante uma refeição, quando você não será interrompido e terá bastante tempo para comer.

Coma a refeição com sua mão não dominante e tome nota:

- das sensações de quando começar a se sentir saciado enquanto come; e
- da velocidade de ingestão da comida.

Depois de concluir o experimento, responda às seguintes perguntas:

1. Quanto tempo você levou para fazer sua refeição? A duração dessa refeição foi parecida ou diferente, em comparação com suas refeições habituais?

2. Você achou mais fácil identificar suas sensações de início da saciedade? Em que momento durante a refeição você começou a ter essa sensação?

3. Como seria a sua alimentação se você pudesse comer assim – nessa velocidade e com essas mesmas sensações de saciedade – quando estivesse usando sua mão dominante?

Aprender a dizer não

Em ambientes sociais, é comum as pessoas oferecerem mais comida para você. Às vezes o anfitrião está apenas sendo educado e acolhedor, mas algumas pessoas melhoram sua autoestima quando outros comem sua comida, sobretudo se for uma receita especial. No entanto, é importante honrar o seu corpo. Não é sua responsabilidade deixar alguém feliz por vê-lo se empanturrar com mais comida à custa de seu corpo e conforto. Mesmo que insistam bastante, se você não quiser comer mais não precisa mudar sua resposta. Aqui estão algumas maneiras de dizer "não" educadamente a mais uma oferta de comida. Marque as afirmações que repercutem em você.

	1. Não, obrigado.
	2. Eu adoraria comer mais, mas não poderia dar outra garfada sem me sentir desconfortavelmente saciado.
	3. Sua sobremesa (ou o que quer que seja a comida oferecida) parece ser deliciosa. Infelizmente, estou mesmo com o estômago cheio demais para comer qualquer outra coisa. Mas, se sobrar, eu adoraria levar um pouco para casa comigo.
	4. Não. Obrigado. Mesmo.
	5. Com certeza seu prato está incrível! Estou cheio demais para experimentar, mas adoraria que você me passasse a receita, se estiver disposto a compartilhá-la comigo.
	6. Acabei de jantar e não sabia que você serviria uma refeição na sua festa! Tudo me parece delicioso, mas estou realmente cheio demais para comer qualquer outra coisa. Contudo, eu ficaria feliz em levar um pouco para casa, se sobrar muita coisa.
	7. Agradeço muito por você ter feito meu prato favorito. Parece tão gostoso, e sei que você passou muito tempo na sua preparação. Eu gostaria realmente de comer um pouco quando tiver condições de saboreá-lo e apreciá-lo devidamente, mas agora estou muito cheio.
	8. Não, novamente obrigado! Mas não me sentiria bem fisicamente se comesse mais dessa sua comida deliciosa. Não acho que você gostaria que eu acabasse passando mal.
	9. No momento, até mesmo só mais uma garfada de comida seria demais para o meu corpo. E obrigado por respeitar meu desejo de permanecer confortável.
	10. Sim, é verdade que geralmente digo sim às suas ofertas de mais comida. Mas estou realmente trabalhando para ouvir meu corpo, em favor da minha saúde e conforto. E eu já comi o suficiente, obrigado.

Dica útil: tome a decisão de parar de comer de forma consciente. Se você tende a limpar o prato e está comendo com outras pessoas, uma boa ideia consiste em reforçar sua decisão de parar de comer fazendo alguma coisa para que isso seja um ato consciente, por exemplo, descansar os talheres no prato. Esse ato simples evitará que você fique beliscando distraidamente as sobras da comida.

Características da saciedade

Existem muitas maneiras pelas quais as pessoas experimentam a saciedade. Vamos descrever algumas das diferentes maneiras pelas quais você pode sentir os sinais de saciedade durante e após uma refeição. Marque as afirmações que se aplicam a você.

☐ Estômago: muitas pessoas experimentam a sensação de saciedade no estômago, que varia desde uma leve distensão até uma sensação de peso e inchaço.
☐ Cabeça: muitas pessoas começam a pensar menos sobre comida e alimentação. A vontade de comer diminui.
☐ Humor: muitas pessoas percebem uma mudança de humor e começam a se sentir mais agradáveis ou relaxadas.
☐ Energia: depois de comer, algumas pessoas se sentem energizadas, enquanto outras ficam sonolentas.
☐ Outros:_____

Surgimento da saciedade

Algumas pessoas param de comer quando sentem de repente que estão desconfortavelmente saciadas. Esse início repentino de uma saciedade extrema é decorrente de não se prestar atenção às sensações de saciedade. Essas sensações são sutis, e você facilmente deixará de percebê-las se não estiver atento ao seu corpo. Para muitas pessoas, isso significa a necessidade de desacelerar o processo de comer. As atividades a seguir o ajudarão a identificar as sensações de saciedade.

Consciência interoceptiva com uma atividade de beber água

Se você tem comido com distração, pode acabar cultivando um estado dissociativo, no qual você esteja consumindo alimentos, mas sua mente "deixou" o corpo. Em vez de prestar atenção às sensações de comer, a mente está prestando atenção a outra atividade qualquer, por exemplo, assistir televisão. Nessa situação, a sensação do surgimento da saciedade pode parecer algo misterioso – a menos que tal sensação seja profundamente desagradável. No Capítulo 2, Honrar a fome, discutimos a consciência interoceptiva, a capacidade de perceber as sensações físicas que surgem no interior de seu corpo. É preciso que você fique atento à consciência interoceptiva.

Pesquisas demonstraram que uma atividade específica de beber água, denominada *teste padronizado de carga hídrica*, pode ajudar a identificar a sensação de distensão do estômago comumente associada à saciedade (Herbert et al., 2012). Esse teste vem se revelando um indicador válido para a percepção de saciedade em pessoas saudáveis e em indivíduos que sofrem de distúrbios gastrintestinais. Essa é uma das formas de praticar a percepção das sensações físicas relacionadas à saciedade. Queremos enfatizar que a finalidade dessa atividade é fazer você se conectar às sensações de saciedade, *não* tendo a intenção de induzir seu corpo a se sentir saciado. (Além do mais, seu corpo é muito inteligente para ser iludido dessa maneira. Quando você fizer com que ele se sinta "cheio" com um grande volume de água, seu corpo acabará identificando a "trapaça" e voltará a sinalizar que precisa de alimento.)

Atividade de beber água

Para fazer este exercício, você precisará de 2 a 4 copos de água sem gás na temperatura ambiente e um período de 5 minutos sem interrupção ou distração. Quando estiver pronto, comece a beber a água. Não há necessidade de se apressar ou beber rapidamente.

- Observe as sensações físicas decorrentes do ato de beber a água, e da água descendo pelo esôfago.
- Não pare de beber até estar sentindo os primeiros sinais de saciedade.

Depois de identificada a sensação de saciedade, responda às seguintes perguntas.

1. Qual foi o volume aproximado de água que você bebeu?_____
2. Descreva as sensações de beber a água e fazê-la descer pelo esôfago.

_____

_____

_____

3. De que maneira essas sensações são semelhantes ou diferentes da experiência de saciedade ao consumir alimentos?

_____

_____

_____

_____

Pratique a atividade de beber água com a frequência necessária para que você fique familiarizado com a percepção das sensações físicas associadas à saciedade.

Fatores que influenciam a saciedade

Existem vários fatores que influenciam a quantidade de comida necessária para que você tenha uma sensação confortável de saciedade.

- *Seu nível inicial de fome.* Se você começar a comer quando ainda não estiver com fome, não haverá meio de avaliação da saciedade, porque não há fome para comparação.
- *Permissão incondicional para comer com sintonia.* Se você não fez completamente as pazes com a comida (princípio 3), então parar por causa da saciedade talvez lhe pareça uma tarefa difícil. Você terá dificuldade em parar de comer se acreditar que nunca mais comerá determinado alimento.
- *Tempo.* O tempo desde sua última refeição ou lanche irá influenciar seus níveis de saciedade. Para que o equilíbrio entre energia e açúcar no sangue seja mantido, em geral você precisará comer a intervalos de 2 a 6 horas.
- *Quantidade de alimentos.* A quantidade de comida consumida na refeição ou lanche anterior influenciará no momento em que você ficará com fome, bem como na quantidade de comida necessária para atingir uma saciedade confortável.
- *Influência social.* Vários estudos demonstraram que existe uma tendência de que a presença de outras pessoas durante uma refeição aumenta a quantidade de alimentos ingeridos. Isso pode ser decorrente de distração, pressão de grupo ou simplesmente falta de atenção.
- *Tipo de comida.* O tipo de alimento que você consome irá influenciar não só seu nível de saciedade, mas também seu "poder de persistência". Por exemplo, o consumo de alimentos muito volumosos fará com que você se sinta saciado; mas, se tais alimentos tiverem poucas calorias, como vegetais em geral ou pipoca preparada no micro-ondas, sua ingestão não resultará em saciedade. Alimentos muito gordurosos, como o abacate, sustentam por mais tempo. A próxima atividade explora essa questão em maior profundidade.

Descobrindo a saciedade e o poder de saciação dos alimentos

É importante que você esteja ciente de como diferentes tipos de alimentos afetam seu nível de saciedade.

Alimentos que aumentam a saciedade

Alguns tipos de alimentos contribuem para a sensação de uma saciedade confortável:

Proteína. O nível de proteína em suas refeições ou lanches ajuda a aumentar os níveis de saciedade. São alimentos ricos em proteínas: carne vermelha, grãos, aves, oleaginosas (nozes, castanhas), iogurte e peixes.

Gorduras. As gorduras contribuem para a saciedade de duas maneiras. Primeiramente, a presença de gordura em uma refeição diminui a velocidade da digestão dos alimentos. As gorduras também são a parte da comida que promove uma digestão mais lenta. Essas substâncias desempenham um papel significativo no prolongamento da saciedade. São alimentos ricos em gorduras: as castanhas (nozes, amêndoas etc.), molhos para salada, óleos, manteiga, pasta de amendoim, laticínios produzidos com leite integral e abacate.

Carboidratos. Os carboidratos acrescentam volume, e isso contribui para a saciedade. Esses alimentos também ajudam a manter um nível normal de açúcar no sangue, o que é essencial para que as células recebam energia. São alimentos ricos em carboidratos: macarrão, pão, arroz, grãos e frutas.

Fibra. A fibra é um tipo de carboidrato que não é digerido e que acrescenta volume e retarda a absorção dos carboidratos na corrente sanguínea. É por isso que um sanduíche feito com pão integral pode dar mais saciedade do que outro feito com pão branco, que contém menos fibras.

Alimentos com pouco poder de saciação

Esses tipos de alimentos contribuem temporariamente para sua sensação de saciedade, mas de curta duração, pois são alimentos com baixo teor calórico. É por isso que, por exemplo, você poderia comer uma refeição consistindo em uma grande salada vegetariana (sem molhos nem *croutons*), com um copo grande de chá gelado não adoçado e se sentir realmente saciado, mas, depois de 1 ou 2 horas, você acabaria com fome de novo. Ou pode ter experimentado uma sensação confusa ao consumir tais alimentos – você se sente fisicamente saciado, mas ainda acha que está faltando alguma coisa. Você se sente como se estivesse à caça de comida, precisando comer ainda mais. Muitos de nossos pacientes descrevem essa situação como uma sensação de inquietação, de busca por comida – simplesmente ainda não estão saciados.

Grande volume, baixa caloria. Geralmente esses tipos de alimentos são vegetais e algumas frutas.

"Comida de ar." Geralmente quem está fazendo dieta de emagrecimento conhece bem esse tipo de alimento. A "comida de ar" enche seu estômago, mas oferece pouca ou nenhuma energia (calorias). Normalmente são alimentos dietéticos, como biscoitos de arroz ou tapioca e bebidas com zero açúcar.

Alimentos artificialmente adoçados e alimentos com baixo teor de carboidratos. Esses alimentos tendem a substituir os açúcares por adoçantes como xilitol, manitol, sorbitol e fibras indigeríveis. Usando essas substituições, você poderá

Princípio 6 | Sentir a sua saciedade **137**

se sentir temporariamente saciado (e, se tais alimentos forem ingeridos em excesso, poderão causar inchaço e desconforto). Nesse grupo de alimentos estão algumas barras energéticas, gelatina sem açúcar e sobremesas e refeições rápidas com baixo teor de carboidratos.

Praticar a saciedade com lanches

Para que você passe pela experiência de descobrir como diferentes alimentos afetam seu nível de saciedade, escolha ao longo dos próximos dias pelo menos um dos experimentos alimentares da tabela a seguir para fazer seu teste. Certifique-se de tentar essa prática em um momento em que estiver sentindo fome. E também ajudará muito se você fizer com que as demais refeições sejam o mais parecidas possível umas com as outras nos dias de experimentação (comer as mesmas coisas e no mesmo horário, todos os dias), de modo que um café da manhã mais farto ou um almoço consumido mais tarde não afetem o grau de saciedade do alimento consumido no experimento. Nessas condições controladas, experimente comparar uma vitamina de frutas em um dia e um sanduíche de pasta de amendoim com geleia no dia seguinte.

1	Vitamina de frutas	*versus*	Sanduíche de pasta de amendoim e geleia
2	Granola	*versus*	Torrada com pasta de amendoim
3	Farelo de aveia	*versus*	*Corn flakes*
4	Uma porção de passas	*versus*	Uma porção de amêndoas
5	Barra energética	*versus*	Leite desnatado
6	Maçã	*versus*	Maçã com pasta de amendoim
7	Pasta de castanhas no pão de trigo integral	*versus*	Pasta de castanhas no pão branco
8	Copo de leite	*versus*	Copo de suco
9	Queijo e biscoito *cream cracker* integral	*versus*	Queijo e biscoito de arroz
10	Barra de cereais	*versus*	Iogurte grego e frutas vermelhas

Experimento de saciedade com lanches

Anote a dupla de lanches que você planeja consumir no experimento de comparação. Circule a quantidade de horas durante as quais o lanche o manteve saciado, até que você ficasse novamente com fome.

Par de lanches selecionado	Retorno da fome (horas depois)
Exemplo – Lanche A: vitamina de frutas	0,5 1,5 2,0 2,5 3,0 3,5 4,0 4,5 5,0 5,5
Exemplo – Lanche B: pasta de amendoim e sanduíche de geleia	0,5 1,5 2,0 2,5 3,0 3,5 4,0 4,5 5,0 5,5
	0,5 1,5 2,0 2,5 3,0 3,5 4,0 4,5 5,0 5,5
	0,5 1,5 2,0 2,5 3,0 3,5 4,0 4,5 5,0 5,5
	0,5 1,5 2,0 2,5 3,0 3,5 4,0 4,5 5,0 5,5
	0,5 1,5 2,0 2,5 3,0 3,5 4,0 4,5 5,0 5,5

Reflexão

Descreva um dos experimentos com lanches feitos por você. Qual era a sua expectativa com esse experimento?

_____

_____

Qual lanche o sustentou por mais tempo antes de você ficar novamente com fome?

_____

_____

Por que você acha que determinado lanche o sustentou por mais tempo?

_____

_____

Como você pode aplicar aos seus lanches o que descobriu, de modo que eles o sustentem por mais tempo (se quiser)?

_____

_____

Descobrindo refeições com poder de saciação

Agora, vamos refletir sobre o que você aprendeu sobre o poder de saciação dos lanches e aplicar esse novo conhecimento às suas refeições. Além de avaliar as qualidades de saciação de uma refeição, você também prestará atenção à forma como a sensação de saciedade vai diminuindo em seguida a uma refeição.

Na tabela a seguir, escolha algumas de suas refeições favoritas ou típicas da semana para sua avaliação. Para avaliar o tempo de duração da sensação de saciedade, depois de fazer uma refeição você deverá avaliar a sua saciedade a intervalos de 30 minutos pelo período de 2 horas. Na última coluna, anote o tempo transcorrido até que você voltou a ficar com fome (esse tempo pode variar de 1 a 6 horas depois da refeição).

Tabela para avaliação da saciedade

Refeição (anote a data, hora, tipo e quantidade aproximada de comida.)	Duração da saciedade depois da refeição (minutos)	Pontuação da saciedade (0-10)	Fome (horas depois)
	30 minutos	0 1 2 3 4 5 6 7 8 9 10	
	60 minutos	0 1 2 3 4 5 6 7 8 9 10	
	90 minutos	0 1 2 3 4 5 6 7 8 9 10	
	120 minutos	0 1 2 3 4 5 6 7 8 9 10	
	30 minutos	0 1 2 3 4 5 6 7 8 9 10	
	60 minutos	0 1 2 3 4 5 6 7 8 9 10	
	90 minutos	0 1 2 3 4 5 6 7 8 9 10	
	120 minutos	0 1 2 3 4 5 6 7 8 9 10	
	30 minutos	0 1 2 3 4 5 6 7 8 9 10	
	60 minutos	0 1 2 3 4 5 6 7 8 9 10	
	90 minutos	0 1 2 3 4 5 6 7 8 9 10	
	120 minutos	0 1 2 3 4 5 6 7 8 9 10	
	30 minutos	0 1 2 3 4 5 6 7 8 9 10	
	60 minutos	0 1 2 3 4 5 6 7 8 9 10	
	90 minutos	0 1 2 3 4 5 6 7 8 9 10	
	120 minutos	0 1 2 3 4 5 6 7 8 9 10	

140 Comer Intuitivo – exercícios práticos

Reflexão

Revise sua tabela para avaliação da saciedade e responda às seguintes perguntas. Que tipos de refeições o ajudaram a manter seu nível de saciedade? Por quanto tempo?

_____

_____

Que tipo de comida não foi capaz de sustentá-lo por algumas horas (isto é, você sentiu fome novamente logo depois da refeição)?

_____

_____

Com base em suas experiências, descreva os componentes de uma refeição que o sustentariam por algumas horas.

_____

_____

Descreva a tendência de seus níveis de saciedade ao fazer uma verificação a cada 30 minutos durante as 2 horas que se seguiram à sua refeição.

_____

_____

Descreva qualquer surpresa ou experiência inesperada ao tomar conhecimento da saciedade decorrente de suas refeições.

_____

_____

Escala de descoberta da saciedade

Para que você estabeleça um real contato com as nuances de sua saciedade, precisará de muita prática para ouvir esses sinais. Usando a Escala de descoberta da saciedade na tabela a seguir, acompanhe suas avaliações de fome e de saciedade, a qualidade da saciedade e os alimentos consumidos em uma refeição ou lanche. Procure ser preciso com a hora em que você fez a refeição, pois isso o ajudará a perceber qualquer padrão e tendência relacionados à intensidade da sua fome entre refeições. Siga esse procedimento durante alguns dias. (Talvez valha a pena fazer cópias da tabela.)

Na tabela, em primeiro lugar, classifique sua fome circulando o número que melhor reflita seu nível de fome antes da refeição ou lanche. Em seguida, comece a comer, mas faça uma pausa no meio da refeição ou lanche e avalie (1) o sabor da comida e (2) qualquer sensação de alívio da fome e de surgimento da saciedade. Finalmente, quando tiver comido o suficiente, avalie seu nível de saciedade de 0 a 10. Observe a qualidade de seu nível de saciedade: é agradável, desagradável ou neutro? Na última coluna, anote qualquer outra atividade que você estava fazendo simultaneamente (se for o caso) enquanto comia (p. ex., navegar na internet, enviar mensagens de texto etc.).

142 Comer Intuitivo – exercícios práticos

Escala de descoberta da saciedade

Tempo	Pontuação da fome	Pontuação da saciedade	Qualidade da saciedade			Refeição ou alimento ingerido	Atividade simultânea?
			Agradável	Desagradável	Neutra		
	0 1 2 3 4 5 6 7 8 9 10	0 1 2 3 4 5 6 7 8 9 10					
	0 1 2 3 4 5 6 7 8 9 10	0 1 2 3 4 5 6 7 8 9 10					
	0 1 2 3 4 5 6 7 8 9 10	0 1 2 3 4 5 6 7 8 9 10					
	0 1 2 3 4 5 6 7 8 9 10	0 1 2 3 4 5 6 7 8 9 10					
	0 1 2 3 4 5 6 7 8 9 10	0 1 2 3 4 5 6 7 8 9 10					

Reflexão sobre suas pontuações para a saciedade

Reveja as suas pontuações para a saciedade e procure por possíveis tendências e padrões. Depois, responda às perguntas a seguir.

Em que pontuação você costumava sentir suas sensações de saciedade? Talvez em um 6, talvez em um 8?

_____

_____

_____

Quando parou de comer por ter ficado saciado, de que modo você experimentou a sensação de saciedade: ela tendeu a ser agradável, desagradável ou neutra?

_____

_____

Que tendências você observou com relação às suas pontuações para a fome e a saciedade? Por exemplo, se você começou a comer com uma pontuação de "desagradavelmente com fome" (igual ou inferior a 2), foi preciso comer mais até que se sentisse saciado?

_____

_____

Se você se envolveu em outra atividade enquanto comia, qual foi o impacto dessa distração em sua pontuação para a saciedade?

_____

_____

Quais tipos de comida consumidas o ajudaram a se sentir confortavelmente satisfeito?

_____

_____

Houve alguma refeição em que você precisou comer mais do que o habitual para se sentir saciado? Em caso afirmativo, você observou alguma relação com seu nível inicial de fome ou com qualquer atividade simultânea na qual você estava envolvido?

_____

_____

O limite para a última garfada

À medida que você se tornar mais familiarizado com as várias sensações de saciedade, será capaz de identificar o seu *limite para a última garfada*, que é o ponto final do seu consumo de comida (por enquanto). Essa é uma experiência sutil. Você fica ciente de que apenas mais uma garfada na comida provavelmente será seu ponto de parar de comer, a fim de obter um nível confortável de saciedade. O elemento-chave para a detecção desse limite consiste em prestar atenção. Nesse aspecto, você já terá a experiência e o conhecimento necessários, tendo em vista que já praticou os exercícios de saciedade descritos neste capítulo. Para a maioria das pessoas, prestar atenção suficiente à saciedade para perceber seu limite pessoal para a última garfada é tarefa que exigirá mais prática e paciência. Há algumas etapas específicas que poderão ajudá-lo a ampliar sua consciência sobre seu limite para a última garfada:

- Quando terminar de comer, reflita sobre como está se sentindo fisicamente. Simplesmente faça uma verificação e observe as suas sensações de saciedade. Permaneça durante alguns minutos com essas sensações.
- Em seguida, pergunte-se: *Como eu me sentiria se tivesse parado de comer algumas garfadas antes?* Fique atento aos pensamentos que surgirem. É possível que você fique curioso e tenha vontade de explorar essa ideia em sua próxima refeição. Por outro lado, talvez essa ideia seja percebida como uma ameaça. E talvez ela o deixe triste. Tudo bem! Apenas observe esses sentimentos sem julgamento crítico e anote seus pensamentos nas linhas que se seguem:

_____

_____

_____

_____

Se você sentir que está pronto para tentar parar de comer com algumas garfadas de antecedência, passe para a próxima atividade: o Experimento do limite para a última garfada. Para concluir este experimento de forma significativa, você precisa estar em um lugar onde possa reconhecer a saciedade em geral. Se ainda não chegou a esse ponto, tudo bem! Significa simplesmente que você precisa de mais prática para trabalhar com a tabela da Escala de descoberta da saciedade. Lembre-se de que a tarefa de se tornar um Comedor Intuitivo não é uma competição, e que é importante progredir em um ritmo que lhe seja confortável.

Experimento do limite para a última garfada

Selecione uma refeição que seja descontraída e sem distrações.

1. Usando as técnicas descritas nas instruções da tabela Escala de descoberta da saciedade, faça uma pausa prolongada assim que estiver no ponto de detecção da ausência de fome e do surgimento da saciedade (segunda etapa).
2. Faça uma estimativa aproximada de quantas garfadas extras de comida serão necessárias para que você fique confortavelmente saciado (não há necessidade de estimar o número exato de garfadas). E marque provisoriamente essa estimativa como seu ponto para parar de comer.
3. Continue comendo com profunda atenção a cada garfada.
   - Observe a sensação e o sabor da comida em sua boca.
   - Após engolir cada porção, observe o modo como está sentindo o seu corpo.
   - Antes de dar a próxima garfada na comida, pergunte-se: É possível que a próxima *garfada seja a última para mim?* Se seu instinto lhe disser que "sim", planeje parar nesse ponto.
   - Observe como você se sente. É importante ter em mente que você ainda pode comer novamente o que restou desse alimento ou refeição específica. Tenha em mente que não há alimentos proibidos.
4. Quanto mais vezes você praticar esta atividade, mais capacitado se tornará em reconhecer o limite para a sua última garfada. Reflita sobre sua experiência.

Resumo

Neste capítulo, você aprendeu diferentes maneiras de se conectar com a sensação de saciedade e como superar as barreiras para que possa responder a esse sinal de maneira oportuna e significativa. Você também tomou conhecimento de uma série de fatores que afetam a saciedade, inclusive a presença de outras pessoas quando você está comendo, a hora da sua última refeição ou lanche, os tipos de alimentos que está comendo e seu nível inicial de fome. No próximo capítulo, você examinará com mais detalhes os modos de lidar com suas emoções sem que tenha que recorrer à comida.

CAPÍTULO 7

Princípio 7
Lidar com as suas emoções com gentileza

Encontre maneiras de se confortar, cuidar, distrair e resolver seus problemas sem usar comida. Ansiedade, solidão, tédio e raiva são emoções que todos experimentamos ao longo da vida. Cada uma tem seu gatilho e cada uma tem seu alívio. A comida não vai resolver nenhum desses sentimentos. Ela pode funcionar como conforto em curto prazo, servir como distração para uma dor ou até mesmo deixá-lo com uma "ressaca de comida". Mas você não resolverá o problema comendo. Quando muito, o ato de comer por fome emocional só vai fazer você se sentir pior em longo prazo. No final das contas, você terá que lidar com a origem da emoção, além do desconforto de ter comido demais.

As culturas de muitos países usam a comida para celebrar, confortar e alimentar a família e os amigos. Não é de admirar que aprendamos a fazer uma conexão entre emoções e alimentação. Mas, quando alguém adiciona uma dieta a essa mistura, isso promove um caos emocional: estudos demonstram que pessoas que estão fazendo dieta se encontram em maior risco de usar a comida para lidar com as suas emoções (Péneau et al., 2013). Essa é outra razão importante para que rejeitemos as dietas e pratiquemos as ferramentas do Comer Intuitivo.

Pode ser difícil de acreditar, mas cada ato de comer em sua vida cumpriu algum papel em seu favor; porém alguns desses atos provocaram angústia emocional e desconforto físico. Basicamente, o ato de comer lhe oferece nutrição, prazer e, às vezes, conforto. Para algumas pessoas, comer passa a ser uma forma de controlar ou fugir das emoções – anestesiando seus sentimentos. Essa situação pode variar, desde a opção por não comer (restrição alimentar) até a reação emocional de comer em excesso.

Este capítulo enfoca o ato de comer em excesso, mas qualquer comportamento alimentar que você pratique com a finalidade de fugir das emoções é uma maneira de usar a comida para lidar com a situação. Não é preciso que, necessariamente, haja envolvimento de drama e angústia. A comida pode ser usada

Princípio 7 | Lidar com as suas emoções com gentileza **147**

dessa maneira por algumas pessoas para lidar com algum evento estressante e prolongado, por exemplo, um divórcio ou ao cuidar de um parente em estado terminal, mas muitas outras pessoas estão tentando lidar com as irritações comuns e triviais de suas vidas, como o tédio, também usando a comida.

A maneira como você foi criado pode afetar sua capacidade de lidar de modo eficaz com os altos e baixos da vida. Se seus pais ou responsáveis o ajudaram a desenvolver habilidades positivas de enfrentamento, como a capacidade de argumentar, demonstrar emoções e receber conforto de outras pessoas, os desafios (e irritações) da vida podem ser enfrentados com maior facilidade. Por outro lado, se seus pais eram pessoas emocionalmente distantes, agressivas ou negligentes, ou simplesmente não estavam preparados para lidar com os problemas por conta própria, é possível que você recorra a mecanismos destrutivos de enfrentamento, por não ter aprendido outra maneira de lidar com os desafios da vida. Quando você adiciona a dieta nesse caldeirão, pode ocorrer que você sinta um forte impulso para buscar consolo na comida, independentemente de como você foi criado.

As atividades descritas neste capítulo o ajudarão a:

- Diferenciar comer de forma emocional e comer sem sintonia como resultado de autocuidado insuficiente.
- Avaliar os prós e contras do comer emocional.
- Identificar sentimentos encobertos ou disfarçados e como esses sentimentos podem desencadear uma necessidade de lidar com eles usando a comida.
- Identificar o que você está sentindo e o que você *realmente* precisa naqueles momentos em que quer continuar comendo, ainda que não esteja com fome e seu corpo não necessite de mais nenhum alimento.
- Fortalecer seus mecanismos de enfrentamento para que você possa lidar com seus sentimentos.
- Aprender a se preparar para eventos estressantes e a ensaiar para esses eventos.

Detectar sua vulnerabilidade aos problemas com a comida: talvez não sejam as emoções!

Muitas pessoas acreditam que comem de forma exagerada ou compulsiva porque se percebem comendo excessivamente. Na verdade, muitas dessas pessoas estão se autodiagnosticando de forma equivocada. Antes que você venha a explorar as conexões emocionais que possa ter com a comida, em primeiro lugar é essencial determinar se a sua alimentação fora de sintonia é verdadeiramente baseada nas dificuldades que você está tendo para lidar com as emoções. Ou melhor: sua alimentação problemática é uma consequência da falta de autocuidado ou da privação que você sente em virtude de uma prolongada mentalidade de dieta?

Autocuidado: reavaliação dos aspectos básicos

Se faltar autocuidado, será difícil estar sintonizado e ouvir com precisão os seus sinais interiores de fome e saciedade. Nessas circunstâncias, a comida pode se tornar mais gratificante. Reveja a Avaliação de autocuidado que você preencheu no Capítulo 2 e reflita sobre como está se saindo agora. Em seguida, prossiga com o restante desta seção, que oferece uma análise mais detalhada de vários componentes essenciais do autocuidado: sono, qualidade de vida, nutrição e estresse.

Sono

Pesquisas da National Sleep Foundation (http://www.sleepfoundation.org) demonstraram que a quantidade ideal de sono para adolescentes vai de 8 a 10 horas por noite; e para adultos, de 7 a 9 horas. Se você não está tendo um sono adequado de forma consistente, é provável que esteja se sentindo letárgico e com pouca energia.

Muitas pessoas privadas do sono acham que sua falta de energia pode ser corrigida comendo mais. E, embora seja fato que o alimento digerido libera a energia física das calorias para manter o corpo funcionando e cumprindo as tarefas cotidianas, a comida extra não serve de compensação para a falta de sono. Comer não vai torná-lo mais alerta; na verdade, pode fazê-lo se sentir ainda mais lento e sonolento.

O que você pode fazer para aumentar o número de horas e a qualidade do sono em suas noites?

- Desligue todos os aparelhos eletrônicos ao escurecer. É sabido que a exposição à luz do monitor do computador, do celular e da televisão estimula o cérebro e o mantém "ligado". (Talvez seja uma ideia passar seu celular para "iluminação noturna", na tentativa de diminuir o impacto da luz que vem do aparelho.)
- Defina a intenção de ir para a cama aproximadamente à mesma hora todas as noites, e de se levantar à mesma hora todas as manhãs – até mesmo nos fins de semana.
- Faça exercício físico durante o dia para melhorar o seu sono.
- Mantenha o quarto arejado.

Princípio 7 | Lidar com as suas emoções com gentileza **149**

- Evite tomar café depois do período da manhã. A cafeína pode permanecer no seu organismo por até 10 horas.
- Reduza o consumo de bebidas alcoólicas. Embora o álcool funcione como um agente depressivo que, a princípio, faz você se sentir relaxado e sonolento, pesquisas mostram que essa substância efetivamente perturba o seu sono e interfere na regulação do sono (Paddock, 2014).

Liste quais dessas mudanças você pode fazer para melhorar seu padrão de sono:

_____

_____

_____

Qualidade de vida

Em alguns casos, parece ser tarefa impossível manter tudo funcionando adequadamente na vida. Com frequência, trata-se de um problema de excessos. Pode haver muitos aspectos de sua vida que o atraem, mas você talvez não tenha tempo para todos. Ou talvez haja um excesso de problemas na sua vida. Em qualquer dos casos, você deve ter como objetivo importante assumir uma atitude realista com relação ao tempo que você pode gastar em qualquer setor de sua vida.

Pense no equilíbrio entre os seguintes aspectos: trabalho, lazer, família, atividade física, repouso e relacionamentos. Em que setor você acha que sua vida pode estar desequilibrada (se for o caso)?

_____

O que pode ser feito para encurtar o tempo gasto em certos setores, para que você tenha mais oportunidades para outros aspectos de sua vida, que atualmente estão situados em segundo plano? (Para obter ideias, será válido revisar a Avaliação de autocuidado no Capítulo 2).

_____

_____

_____

_____

_____

Nutrição

Quando você come de forma consistente e adequada, evita entrar em um estado de fome primal, cujo resultado em muitos casos é comer demais, quando seu cérebro sente que está quase morrendo de fome. Se você estiver lutando contra essa situação, é importante revisar as práticas no Capítulo 2, Honrar a fome.

- Você faz pelo menos duas refeições (e dois lanches), sem que passe tempo demais entre as refeições? Sim_____ Não_____
- Todas as suas refeições são equilibradas em termos de proteínas, carboidratos e gordura? Sim_____ Não_____
- Recentemente você aumentou seu volume de atividade física? Sim_____ Não_____
- Começou a tomar um novo medicamento, que resultou em aumento da sua fome? Sim_____ Não_____
- Você mudou seu padrão de alimentação? Ou seja, começou a comer refeições mais leves ou a fazer um lanche em substituição a uma refeição? Sim_____ Não_____

Reflita sobre suas respostas:

_____

_____

_____

_____

Estresse

São inúmeros os aspectos da vida causadores de estresse – prazos no trabalho ou na escola, mudança de casa, separação ou divórcio, problemas com sua saúde ou de um membro da família, ou a morte de um ente querido. O estresse pode causar sérios impactos em sua alimentação e saúde. Relacione alguns dos fatores estressores em sua vida:

_____

_____

_____

_____

_____

Pense em maneiras de controlar o estresse. Há muitos modos de conseguir esse controle, por exemplo, obter apoio emocional de um amigo (ou de um profissional), obter ajuda física (especialmente com atividade física) e praticar técnicas para superar hábitos procrastinadores.

_____

_____

_____

_____

Os exercícios precedentes ajudaram você a identificar alguns fatores que talvez estejam na origem da sua alimentação excessiva. Analisar a sua vida de modo integral e localizar os problemas que podem estar afetando sua alimentação e as soluções possíveis é uma medida essencial para que você possa avançar em sua busca de sintonia com os sinais de fome, saciedade e satisfação com o que você come, emitidos pelo seu corpo. Sem esse exame da sua vida, é bem possível que você esteja entendendo errado – que sua alimentação se baseia meramente no aspecto emocional.

Avaliando seu quociente de privação: privação disfarçada

Embora você já tenha se comprometido a rejeitar a mentalidade de dieta e a fazer as pazes com a comida, é possível que não esteja ainda completamente recuperado; isso significa que você pode estar sofrendo do que chamamos de *privação disfarçada*. Quando você está neste estado de privação, é porque os hábitos e padrões da mentalidade de dieta ainda estão profundamente enraizados na sua mente, mesmo que você tenha se esforçado por erradicá-los. As perguntas a seguir explorarão essa possibilidade.

Você fez as pazes com a comida?

- Você realmente acredita que todos os alimentos são equivalentes emocionalmente? Sim_____ Não_____
- É capaz de pensar sobre os alimentos sem rotulá-los como bons ou ruins? Sim_____ Não_____
- Consegue comer alimentos de que você realmente gosta a qualquer hora e sem impor condições especiais? Por exemplo, esses alimentos prazerosos não são considerados por você como algo que deva ser degustado apenas nas suas férias, ou em um casamento. Sim_____ Não_____

152 Comer Intuitivo – exercícios práticos

Você tem segurança alimentar?

- Você compra comida com suficiente frequência para que tenha em sua casa uma variedade de opções e comida suficiente? Sim_____ Não_____
- Tem livre acesso aos alimentos, isto é, a comida não é controlada por outra pessoa, por exemplo, um membro da família? Sim_____ Não_____

Há outro fator qualquer que esteja lhe afetando?

- Em reuniões sociais, você já parou de comer de acordo com as expectativas dos outros, em vez de comer o que realmente queria? Sim_____ Não_____
- Já parou de comer com pessoas que dão palpites críticos em sua vida e que inibem suas escolhas alimentares? Sim_____ Não_____

Se respondeu "não" a alguma dessas perguntas, você ainda pode estar sob a sombra de uma restrição alimentar autoimposta. Sentir-se privado de comida (tanto em termos de variedade como na quantidade de comida) aumenta o risco de comer demais; e é certo que esse cenário, no qual você come demais, frequentemente dará início a um ciclo vicioso: restrição alimentar como compensação, um efeito rebote que o leva a comer em excesso, e assim por diante.

Se você ainda está tendo que lutar com o pensamento automático de que alguns alimentos são bons ou ruins, tenha sempre em mente que essa é uma distorção cognitiva que foi reafirmada por anos de mentalidade de dieta e também pela nossa cultura. Use as habilidades que você praticou no Capítulo 3 (sobre fazer as pazes com a comida) e no Capítulo 4 (sobre desafiar o seu policial alimentar) de modo a trocar esse pensamento por outro que o ajude a eliminar essa antiga crença e a substituí-la pela premissa do Comer Intuitivo – de que todos os alimentos são iguais e permitidos.

O que você precisa fazer para corrigir esses problemas ou praticar a mudança?

_____

_____

_____

_____

_____

_____

_____

Se você descobriu a existência de uma associação entre parte de sua alimentação desconectada e problemas de autocuidado ou de privação causados por uma mentalidade de dieta que já dura muito tempo, será preciso maior empenho e dedicação nessas áreas. Lembre-se de que paciência e prática são essenciais. A melhor estratégia consiste em abordar esses assuntos antes de tentar resolver qualquer problema com o comer emocional. É muito mais fácil navegar ao longo dos altos e baixos da vida se você já estruturou o seu autocuidado e se a sua mentalidade de dieta já ficou para trás. Ao longo do restante deste capítulo exploraremos o comer emocional e os modos de praticar novas habilidades, para que você domine mecanismos de enfrentamento mais saudáveis.

Razões emocionais para comer em excesso

É importante lembrar que comer não é uma coisa que acontece do nada. Na maior parte das vezes, o ato de comer tem associações emocionais. Com frequência nos esquecemos de quão profundamente a comida está ligada à nossa necessidade de conforto e de segurança. Todo o processo tem seu início quando nascemos. Logo depois do parto, o bebê é aleitado. A primeira degustação do leite pode preparar o terreno para a associação do prazer e do conforto com uma situação estressante. Essa associação se torna mais intensa quando o alimento nos é oferecido para aliviar dores, celebrar eventos e demonstrar amor – momentos nos quais a comida passa a representar conforto e recompensa, tornando-se uma "amiga" confiável.

O comer emocional abrange um amplo espectro de emoções. Pode ser tão positivo como o prazer que temos ao comer uma fatia de bolo de casamento, ou tão destrutivo quanto comer para anestesiar sentimentos complicados ou até mesmo quando você se pune, em decorrência de uma conversa interior negativa.

Avaliação dos prós e contras do comer emocional

É importante que você entenda como o comer emocional tem funcionado para você. Este é o primeiro passo para a solução dos sentimentos negativos que você tem sobre si mesmo em relação à comida. Se você reconhecer que estava efetivamente tentando cuidar de si mesmo com o consumo ou com a restrição da comida, em um passado no qual você desconhecia qualquer outra maneira de lidar com o problema, isso o ajudará muito quando estiver lamentando o desaparecimento do comer emocional, por tê-lo abandonado. Ao mesmo tempo, também o ajudará a desenvolver um senso de compaixão por seus esforços.

Vamos começar explorando os modos como você pode ter usado a comida como um mecanismo de enfrentamento. Faça uma lista das ocasiões recentes em que você comeu demais ou de menos, ou em que você comeu por qualquer outro motivo que não a fome.

Os prós do comer emocional. Relacione as possíveis maneiras pelas quais o comer emocional lhe trouxe benefícios, por exemplo, por ter lhe oferecido conforto, distração ou uma trégua em seus sentimentos.

Os contras do comer emocional. Relacione as maneiras pelas quais você teve a sua vida negativamente afetada pelo comer emocional, por exemplo, isolamento, desconforto físico e adormecimento de sentimentos positivos. (Tenha em mente que você deve abordar essa relação de um ponto de vista imparcial. Muitas pessoas acham que fizeram algo errado se comeram demais ou se restringiram a comida, como pretexto para lidar com seus sentimentos. Na verdade, essas pessoas só deram o seu melhor na ocasião. Simplesmente elas utilizaram o mecanismo de enfrentamento mais acessível que puderam encontrar – a comida.)

Com relação à comida, os contras superam os prós? Em caso afirmativo, discuta como isso ocorre.

_____

_____

_____

_____

_____

_____

Se os seus contras superaram os seus prós, você pode estar pronto para aprender a abandonar o comer emocional e encontrar a paz e a liberdade no seu processo de recuperação.

Identifique os gatilhos emocionais

São inúmeros os gatilhos emocionais para que você comece a comer, e é grande a probabilidade de que, de vez em quando, a maioria das pessoas se alimente emocionalmente:

- Ansiedade – usar a comida para se acalmar.
- Tédio – comer para ter algo para fazer.
- Suborno – "termine sua lição de casa e você ganhará um doce".
- Celebração – a comida acompanha a maioria dos eventos.
- Vazio – comer por falta de valores espirituais.
- Excitação – usar a comida como algo divertido.
- Sentir-se solitário ou mal amado – usar a comida como se fosse um amigo.
- Frustração, raiva, fúria – comer para aliviar a sensação.
- Relaxar um pouco – comer para escapar de um estilo de vida rígido ou perfeccionista autoimposto.
- Depressão leve – carboidratos podem aumentar os níveis de serotonina – o neurotransmissor que faz você "sentir-se melhor".
- Acalmar-se quando está incomodado – comer como uma atividade reconfortante ou consoladora.
- Procrastinação – "Vou fazer essa tarefa depois de comer alguma coisa".
- Recompensa – "Acabei aquela tarefa – agora eu mereço um bolo de chocolate".
- Estresse – a comida funciona como alívio.

Também é possível que sentimentos *rebeldes* possam ter como resultado comer demais, ou tais sentimentos podem influenciar suas escolhas alimentares. Isso pode acontecer como resultado de uma reação sua a alguma pessoa do seu círculo de relacionamento. No Capítulo 4, Desafiar o policial alimentar, você aprendeu que, quando abordado por alguém que age como se fosse uma mãe ou um pai, "pronto para criticar", comumente você responderá a essa pessoa como uma criança rebelde.

Relacione abaixo todos os gatilhos do comer emocional para você:

Descreva alguns exemplos de quando e como esses gatilhos emocionais interferiram na sua alimentação:

Seja um conhecedor dos seus sentimentos

Muitas pessoas estão acostumadas a evitar sentimentos ou a negá-los. Vamos explorar a variedade de sentimentos que você tem. Para tanto, examine a tabela a seguir, que relaciona sete emoções essenciais, acompanhadas por seus subconjuntos. Cada uma delas pode estar afetando a sua alimentação.

Medroso	Bravo	Triste	Feliz	Revoltado	Surpreso	Envergonhado
tenso	exasperado	desanimado	divertido	chocado	admirado	desacreditado
assustado	hostil	encantado	deliciado	ignorado	maravilhado	constrangido
nervoso	irritado	aflito	gratificado	desprezado	pasmo	culpado
amedrontado	com muita raiva	sem esperança	contente	indignado	boquiaberto	humilhado
receoso	ressentido	solitário	satisfeito	rejeitado	chocado	mortificado
preocupado	vingativo	desolado	leve	irritado	perplexo	arrependido

Lembre-se de que toda emoção terá como reflexo uma sensação física; um dos componentes da consciência interoceptiva é ter conhecimento disso. Para cada uma das emoções listadas na tabela, pense na última vez que sentiu essa emoção e reflita sobre o local do seu corpo onde você experimentou uma sensação física. Parte de ter conhecimento das suas emoções consiste em se familiarizar com a forma como esses sentimentos são vivenciados em seu corpo. O exercício a seguir foi elaborado para ajudá-lo a ampliar a sua percepção das sensações físicas que emergem das suas emoções. Relembrando as emoções listadas na tabela, da próxima vez que você experimentar uma emoção forte, escreva em um dos espaços na coluna da esquerda. Preste bastante atenção ao lugar onde ele se situa em seu corpo e marque com um X a coluna ou colunas apropriadas à direita. Nas últimas três colunas à direita, reflita sobre a experiência geral do seu corpo – foi agradável, desagradável ou neutra? Repita este exercício para mais uma ou duas outras emoções importantes, quando elas aparecerem. A familiarização com a sensação física das emoções em seu corpo pode ser o primeiro passo para que você aprenda a tolerar os seus sentimentos.

Conhecendo o seu corpo – as sensações físicas das emoções

Emoção	Cabeça			Peito			Abdome		Membros		Geral		
	Olhos	Boca	Pescoço	Ombros	Coração	Pulmões	Estômago	Bexiga	Pernas	Braços	Agradável	Desagradável	Neutro

© 2017 Evelyn Tribole/New Harbinger Publications.

Você pode utilizar o exercício seguinte sempre, repetindo várias vezes. Isso o ajudará a avaliar com maior competência a sua consciência corporal. Você deve usar a planilha a seguir com o intuito de avaliar suas estratégias para lidar com seus sentimentos e como se sente em relação à sua vida. Marque as afirmações aplicáveis a você. Quanto mais opções forem marcadas nesta página, maior será a probabilidade de que você use a comida para enfrentar a vida.

	Lidando com os sentimentos
	1. Eu como quando estou frustrado, estressado ou incomodado comigo mesmo.
	2. Começo a comer para evitar lidar com os problemas.
	3. Sinto que não tenho controle sobre minha vida.
	4. Quando aparece algum problema, sinto dificuldade em fazer um plano e executá-lo.
	5. Tenho dificuldade em dizer não quando preciso.
	6. Minha família não me apoia quando estou com algum problema.
	7. Não gosto de incomodar os amigos com meus problemas.
	8. Tenho dificuldade em conversar sobre meus sentimentos.
	9. Tenho tendência a ser impulsivo.
	10. Eu me preocupo com o que as pessoas pensam de mim.
	11. Sinto necessidade de fazer os outros felizes.
	12. Não me sinto seguro em minha vida.
	13. Tenho dificuldade em lidar com situações estressantes.
	14. Quando me sinto sobrecarregado ou estressado, sinto que fico fora de controle ao comer.
	15. Não confio em mim mesmo com relação à comida.
	16. Em muitas ocasiões me sinto sem esperança.
	17. Tenho tendência a me preocupar em agradar as pessoas.
	18. Para mim, é difícil parar de comer quando já estou saciado.
	19. Minha vida parece estar fora de controle.
	20. Eu como o que realmente quero (doces etc.) quando não há ninguém por perto.

Adaptada com permissão de Ozier et al., 2007; © 2017 Evelyn Tribole/New Harbinger Publications.

Reflexão

Reveja suas respostas – em conjunto, que tendência ou tendências suas respostas refletem?

_____

_____

_____

_____

_____

_____

Na próxima seção, você aprenderá e praticará novas maneiras de lidar com suas emoções; isso o ajudará a estabelecer uma relação mais saudável com os alimentos.

Resolver o comer emocional

Existem três caminhos principais para que você aprenda a lidar com seus sentimentos sem usar a comida:

- Autocuidado, estímulo e compaixão.
- Aprender a "chegar a um acordo" com os seus sentimentos.
- Ter distrações úteis.

Autocuidado, estímulo e compaixão

Autocuidado, estímulo e compaixão são fatores fundamentais para que você seja capaz de lidar com suas emoções sem recorrer à comida – e é preciso que esses fatores sejam estabelecidos antes de prosseguirmos. Eles exigem que você acredite que não apenas tem necessidades emocionais, mas também que essas necessidades são importantes e que, além disso, você tem o direito de satisfazê-las. Sem essa crença e sem cultivar o autocuidado, o estímulo e a compaixão, é muito provável que você continue usando ou volte a usar a comida – que é a sua fonte original de conforto e estímulo.

São inúmeras as necessidades humanas básicas frequentemente negadas pelas pessoas; contudo, elas são essenciais para o autocuidado:

162 Comer Intuitivo – exercícios práticos

- Sono e descanso suficientes.
- Prazer sensual.
- Expressão de sentimentos para ser ouvido, compreendido e aceito.
- Estímulo intelectual e criativo.
- Conforto e aconchego.

Você costuma cuidar das necessidades dos outros, ao mesmo tempo que nega as suas próprias necessidades? Como você se sente – talvez frustrado, ressentido ou exausto?

_____

_____

_____

_____

_____

_____

_____

O autocuidado vai além dos seus aspectos básicos. Trata-se de ser *ainda mais* gentil e agradável consigo mesmo. Com que frequência (raras vezes, ocasional ou habitualmente) você separa algum tempo para experiências que lhe proporcionam autocuidado, como as seguintes?

_____

- Pedir abraços.
- Brincar com animais de estimação.
- Ouvir música relaxante ou agradável.
- Ler um livro por prazer.
- Passear na natureza.
- Admirar um pôr do sol.
- Comprar flores ou outro pequeno presente para si mesmo.
- Receber uma massagem.
- Tomar um banho de espuma ou fazer uma sauna seca ou a vapor.
- Meditar.

Relacione a seguir suas atividades de autocuidado. Certifique-se de incluir duas atividades que dispensem o uso de dinheiro.

_____

_____

_____

_____

Você anseia por mais autocuidado em sua vida? Pense em um dia comum, e também na sua vida em geral. No seu cotidiano você reserva tempo para fazer atividades estimulantes, ou está sempre ocupado demais? Relacione a seguir algumas experiências consideradas estimulantes, que atualmente você não está fazendo mas gostaria de fazer.

_____

_____

_____

_____

É essencial que você tenha autocompaixão nesta sua caminhada. No Capítulo 4, Desafiar o policial alimentar, discutimos como podemos compreender melhor o conceito do Comer Intuitivo como uma espiral de cura, com o lema "Venha de um lugar de curiosidade, não de crítica!". A imagem do movimento em espiral significa que você não deve contar com um progresso que avance em linha reta. Algumas vezes você se verá diante de um retorno a comportamentos antigos, mas não deve considerar tal retorno como um retrocesso. Quando o avanço do seu progresso se desviar para um desses velhos padrões, observe esse movimento com curiosidade. Use essas espirais – com seus retornos ao antigo comportamento – para reexaminar suas crenças e sua conversa interior, e também para novamente avaliar do que você está precisando para seu autocuidado. Tenha uma visão de autocompaixão, pois esta é uma parte essencial de sua trajetória para a recuperação do comer emocional. Ao praticar o autocuidado, você se sentirá protegido e estimulado de maneiras que são únicas em sua vida. Fale consigo mesmo com compaixão e você descobrirá que a comida pode não funcionar mais como sua fonte primária de estímulo ou de proteção. O ato de comer será tão somente uma forma de atender às suas necessidades físicas de fome, proporcionando, ao mesmo tempo, grande prazer e satisfação.

Use sua imaginação

Juntamente com os tipos de autocuidado e de estímulo relacionados anteriormente, você poderá criar uma experiência estimulante a qualquer momento. Para tanto, basta imaginar um lugar onde você se sinta em estado de calma absoluta. Esse lugar pode ser uma praia ou uma trilha em uma bela montanha. Talvez você esteja sentado no seu sofá, envolto em um cobertor macio e ouvindo boa música. Talvez você esteja em um teatro, assistindo a uma peça, ou esteja vendo um filme.

Ao imaginar esse cenário, faça a si mesmo a pergunta: Como você está se sentindo? Seus músculos tensos estão relaxando? Seus pensamentos desaceleraram?

_____

_____

_____

Pratique imaginar que você está nesse lugar maravilhoso e tranquilo. Tão logo você seja capaz de trazer a imagem e os sentimentos acolhedores e relaxantes, será também capaz de usá-los sempre que precisar, sobretudo naqueles momentos em que estiver desesperado por comida, embora não esteja com fome.

Aprender a "chegar a um acordo" com os seus sentimentos

Algumas pessoas podem considerar como tarefa extremamente difícil perceber o que estão sentindo quando estão sem fome, mas, ainda assim, querem comer, ou quando estão no meio de uma refeição e já comeram o bastante para satisfazer sua fome física, mas desejam comer ainda mais "dessa comida deliciosa". Já para outras pessoas essa situação nada mais é do que um desafio que lhes abrirá uma janela para seu mundo interior.

Dando um tempo: o que estou sentindo agora?

Um dos segredos para se tornar um Comedor Intuitivo é que você esteja disposto a dedicar parte do seu tempo para tentar descobrir seus gatilhos emocionais, de modo que o ato de comer tenha relação com a fome e a satisfação – não com seus sentimentos. É importante fazer uma pausa – _dar um tempo_ – para entrar em sintonia com esses sentimentos. Mesmo que você tenha decidido comer quando não estiver com fome, ou continuar a comer quando estiver satisfeito, um pequeno intervalo de 5 minutos transformará uma experiência alimentar distraída em outra experiência, mais consciente.

Faça o seguinte exercício quando descobrir que não está fisicamente com fome, mas ainda assim quer continuar a comer. Antes de levar qualquer alimento (ou qualquer quantidade de comida a mais) à boca, ajuste seu cronômetro para 5 minutos. Ache uma posição confortável – sentado ou deitado – em um lugar tranquilo e sem distrações. Em seguida, explore qualquer dos sentimentos ou gatilhos emocionais que você está vivenciando e que podem estar provocando sua vontade de comer. O que você está sentindo agora?

_____

_____

_____

Do que eu realmente preciso agora?

Quando o cronômetro parar de contar o tempo, reserve um momento para refletir se você ainda está com vontade de comer. Se sua resposta for "sim", pergunte-se: *Do que eu estou precisando – exatamente neste momento – para lidar com meus sentimentos atuais?* Já que seu corpo não está com fome, você não precisa de comida. Simplesmente observe a resposta, quando ela vier. Não critique a sua resposta nem decida que você não pode ter o que realmente precisa. A resposta pode vir em forma de uma narrativa: *Preciso que meu parceiro passe mais tempo comigo, ou preciso conversar com meu melhor amigo com mais frequência, ou Preciso de algum tempo sossegado só para mim.*

_____

_____

_____

_____

Se sua resposta veio dessa forma, como um enredo, pense nas necessidades que estão por trás desta história. Talvez seja de conexão, de estar estimulado, de um espaço mais generoso, ou ainda de prazer e alegria.

_____

_____

_____

166 Comer Intuitivo – exercícios práticos

A próxima pergunta a fazer é: *Como posso satisfazer essa necessidade e esse sentimento sem ter que recorrer à comida?* São muitas as respostas possíveis para essa pergunta.

- Se você precisa sentir-se conectado, pode falar abertamente e pedir para passar mais tempo com seu parceiro, ou pode marcar encontros para passar algum tempo com amigos ou a família.
- Se precisar de estímulo, você pode se envolver em atividades que o estimulem, como pintar, fazer caminhadas, tirar uma soneca, fazer ioga ou escrever um diário.
- Se você está à procura de prazer e entretenimento, planeje ir ao cinema, ou vá assistir a uma peça ou concerto musical no teatro.
- Se você precisar de um tempo sozinho, pode tomar a decisão de ficar em casa à noite para ver seu programa de televisão favorito, em vez de sair.

O que vai funcionar para você?

_____

_____

_____

_____

Repita com regularidade essa prática de "dar um tempo" para explorar estas duas perguntas essenciais: *O que estou sentindo? e Do que eu realmente preciso?* Esta será uma de suas ferramentas mais valiosas!

Desenvolver seus "músculos" emocionais

Se você ainda estiver sentindo uma vontade de comer insuportável e decidir comer, sinta-se à vontade para fazê-lo – mas certifique-se de não fazer qualquer julgamento crítico. Você não deve pensar que a sua escolha de comer depois do exercício de cronometragem seja um retrocesso. Você ainda está fazendo progresso. O próprio exercício de "dar um tempo" é um passo à frente na sua caminhada. A sua decisão de comer depois do exercício faz parte do processo de aprendizagem. No passado, você partia diretamente para cima da comida no momento em que surgia uma sensação desagradável. Com essa prática, você se dá a oportunidade de identificar seus sentimentos e de se permitir conviver com eles, mesmo que apenas por alguns momentos, em vez de usar imediatamente a comida para afastá-los da sua cabeça.

Tenha em mente que é importante que todo esse processo seja decorrente de sua curiosidade, sem julgamento crítico. Aborde com curiosidade as suas ne-

Princípio 7 | Lidar com as suas emoções com gentileza **167**

cessidades e sentimentos; não julgue seus comportamentos. Seja paciente com esse processo. Qualquer comportamento novo leva tempo para se desenvolver e se estabelecer. Se, no final das contas, você acabar comendo a ponto de se sentir desconfortável, seja compassivo consigo mesmo. Da mesma forma que suas emoções acabarão diminuindo, o desconforto físico também diminuirá. Lembre-se de que seu corpo vai precisar de comida quando você estiver novamente com fome. Respeite sua fome e seu corpo e alimente-se de uma maneira que seja satisfatória.

Com a continuidade dessas práticas, seus *músculos emocionais* se fortalecerão e você será capaz de "ficar com" seus sentimentos por longos períodos. No final desse processo, a sua necessidade de usar a comida, mesmo quando não estiver com fome, diminuirá e desaparecerá.

Observação: se seus sentimentos são extremamente intensos e mesmo insuportáveis para você, considere a possibilidade de marcar uma consulta com um psicoterapeuta; ou, se você já estiver fazendo terapia, converse com seu terapeuta ou marque uma consulta extra. Alguns psicoterapeutas ou nutricionistas oferecem a possibilidade de que você faça contato por *e-mail*, quando estiver angustiado. Nem sempre esses profissionais responderão imediatamente, mas pode ser bastante reconfortante o mero fato de poder compartilhar seus sentimentos – e saber que em breve você terá uma resposta.

A tristeza de dizer "basta"

Com a continuação da prática da cronometragem – isto é, de "dar um tempo"–, cada vez mais você será capaz de esperar até que esteja novamente com fome para comer outra coisa – ou para parar de comer quando já estiver satisfeito e confortavelmente saciado. Mas não se surpreenda se surgir uma *tristeza* quando você decidir não comer nessas ocasiões. É comum que as pessoas se sintam tristes quando precisam estabelecer um limite para qualquer experiência agradável. Se você se permitir sentir essa tristeza, ela passará em alguns instantes – especialmente se você se lembrar que poderá comer o que quiser quando voltar a ter fome. Se você passar algum tempo com esse sentimento de tristeza e aceitá-lo, ele não terá poder sobre você.

A prática a seguir foi desenvolvida para ajudá-lo quando você descobrir que deseja continuar comendo, mesmo sabendo que já está confortavelmente saciado. Você não será levado a comer mais por alguma emoção profunda. Também pode acontecer que a comida seja particularmente deliciosa, ou que você esteja simplesmente aproveitando o tempo longe de suas tarefas cotidianas. Na verdade, pode ser tarefa difícil parar de comer e estabelecer um limite para a quantidade de comida que você está consumindo; mas se você praticar com regularidade o exercício a seguir, ele será parte do seu crescimento emocional.

Ao notar que está confortavelmente saciado, faça as seguintes perguntas: Esta foi uma refeição satisfatória, fisicamente e também com relação ao sabor?

———————————————————————————————————————

Eu quero me sentir fisicamente confortável (não super "cheio")?

———————————————————————————————————————

Fiquei triste porque a refeição acabou e eu preciso parar?

———————————————————————————————————————

———————————————————————————————————————

Agora faça o seguinte:

1. Por alguns instantes, "chegue a um acordo" com o seu sentimento de tristeza e também sinta o prazer que você tem com uma refeição deliciosa.
2. Respire profundamente algumas vezes.
3. Agora saia da mesa. Se você estiver em casa, leve seu prato para a pia. Mas, se estiver em um restaurante, peça uma embalagem "para viagem" (se for possível levar a comida e se você gostar de sobras).
4. Se você estiver em casa, vá para outro cômodo e faça outra atividade.
5. Observe como o seu sentimento de tristeza logo começará a ir embora.

Ao praticar este exercício com regularidade, você identificará um nível mais profundo de contentamento em sua alimentação; e a sua autoestima também aumentará, pois você saberá que pode tolerar esses sentimentos de tristeza e, ao mesmo tempo, apreciar sua crescente reconexão com seu Comedor Intuitivo interior.

A abordagem "uma coisa de cada vez"

Um dos gatilhos mais poderosos para levá-lo a se empanturrar de comida é a sensação de estar sobrecarregado e ansioso, naquelas ocasiões em que as exigências da vida parecem se multiplicar incrivelmente. Você se vê afogado pelas demandas do trabalho ou da escola, *e-mails* que devem ser respondidos, telefonemas inadiáveis, papelada para arquivar, bem como as contas, as tarefas domésticas e todos os compromissos de sua vida pessoal. Quando tal situação ocorre, o melhor mecanismo de enfrentamento consiste em assumir um compromisso: escolha apenas uma tarefa para fazer no momento, deixando de lado a preocupação com todo o resto. Escolha apenas um papel para arquivar, ou um artigo para ler ou um telefonema para retornar. Quando a tarefa que você escolheu for concluída, você pode passar para a próxima.

Faça este exercício quando estiver se sentindo sobrecarregado. Você está se sentindo menos ansioso? O exercício diminui seu desejo de comer para afastar a ansiedade?

_____

_____

_____

Ao praticar regularmente este exercício, você descobrirá que as atividades escolhidas resultarão em maior satisfação e em bem-estar físico e mental, em comparação com o que a comida que você consumiu desnecessariamente lhe teria proporcionado.

Distração útil

Talvez você ache estranho ver a palavra *distração* no contexto do seu aprendizado de lidar com seus sentimentos sem o uso da comida. Você já sabe que aprender a cuidar de si mesmo é pré-requisito para que possa usar sua força e coragem de maneira efetiva no enfrentamento dos sentimentos complicados que forem surgindo ao longo da sua vida. E você também praticou as habilidades de "chegar a um acordo" com seus sentimentos enquanto vai desenvolvendo seus músculos emocionais. Então, por que deveríamos considerar a *distração* uma opção? A resposta é simples: nós precisamos ser práticos e realistas. Às vezes, simplesmente precisamos de algum alívio para a dor. Temos que descobrir uma atividade não destrutiva que nos sirva de alternativa para sentimentos complicados, e que também possa nos dar alguma satisfação e alegria, que nos faça rir um pouco ou que funcione como uma forma de descanso. Da mesma forma que você precisa ter dias de descanso dos exercícios físicos, para que seus músculos doloridos deixem de incomodá-lo, em certas circunstâncias haverá necessidade de dar um tempo para que seus músculos emocionais possam se curar.

Felizmente, há muitas atividades que podem servir de distração quando você precisar, como:

- Ir ao cinema ou ver um filme em casa.
- Pôr música para tocar e dançar.
- Fazer palavras cruzadas ou montar algum quebra-cabeça, ou jogar Sudoku.
- Ler um livro envolvente.
- Folhear as páginas de uma revista.
- Jogar jogos de computador.

Agora, permita-se deixar de lado os seus sentimentos e escolha uma atividade na qual você fique absorvido. Que atividades você poderá desfrutar quando simplesmente não conseguir mais ficar com os seus sentimentos?

_____

_____

_____

_____

_____

_____

_____

Nesta seção, você explorou três caminhos para resolver o comer emocional:

- Autocuidado, estímulo e compaixão.
- Aprender a "chegar a um acordo" com os seus sentimentos.
- Ter uma distração útil.

Lembre-se de que a comida o ajudou a lidar com os desafios da vida quando você não conhecia outra maneira de enfrentamento. Com a prática dos exercícios oferecidos nesta seção, você descobrirá que está desenvolvendo e tornando mais fortes novos mecanismos de enfrentamento que, no final do processo, o libertarão para "colocar a comida no seu devido lugar" – isto é, a comida servirá para que você se alimente e fique satisfeito, e não para que você lide com os seus sentimentos. Lembre-se de ser gentil e compassivo consigo mesmo, por ter conseguido abandonar o mecanismo a que você recorria anteriormente para lidar com o uso da comida. No seu passado, esse mecanismo foi a melhor solução que você encontrou.

Prevenção

Até aqui, você tem lidado com os gatilhos que dão início ao comer emocional. A partir de agora, vamos explorar modos de ajudá-lo a minimizar o risco de comer emocionalmente durante ocasiões vulneráveis, por exemplo, em uma interação social com potencial estressante. Com esse preparo, você não será pego desprevenido.

Preparação

Digamos que você esteja prestes a participar de um evento estressante. Pode ser um casamento na família, talvez uma festa ou um evento no escritório, ou ainda férias com amigos. Talvez você seja invadido por uma ansiedade antecipatória, que normalmente tem início quando você está junto de certas pessoas, sobretudo familiares. Na verdade, essa ansiedade pode ter funcionado como o gatilho original que, quando ainda criança, fez com que você começasse a usar a comida como "calmante". Há muitas maneiras de se preparar proativamente para esse tipo de evento estressante.

Se você estiver fora da cidade:

- Considere a possibilidade de se hospedar em um hotel, em vez de ficar com a família. Essa opção lhe permitirá estabelecer alguns limites, e você terá seu próprio espaço garantido.
- Se você estiver hospedado na casa de alguém, pergunte se você pode levar alguns alimentos de sua preferência. Não se preocupe em ser julgado. Muitas pessoas têm alergias ou sensibilidades com relação aos alimentos – e seu anfitrião provavelmente compreenderá o seu pedido. Ou você pode levar alguns alimentos não perecíveis, como nozes ou frutas secas, que você poderá manter em seu quarto sem ter que pedir nada.
- Leve o tênis que você usa em suas caminhadas. Isso lhe permitirá fazer uma pausa e sair para caminhar.
- Leve um diário (digital ou de papel), para que você possa escrever sobre seus sentimentos.
- Baixe um aplicativo de ioga em seu celular ou *tablet*, para que você possa experimentar os efeitos calmantes dessa prática enquanto estiver fora.

Você poderá lançar mão de outras estratégias que o ajudarão nas ocasiões em que você tiver viajado, ou se estiver em algum evento na sua cidade:

- Pergunte a um amigo próximo – ou ao seu terapeuta ou nutricionista – se poderá entrar em contato se estiver começando a sentir emoções complicadas. Talvez você nem precise falar com a pessoa. O simples fato de saber que poderá deixar uma mensagem pode ser suficiente para acalmá-lo.
- Escolha algumas pessoas confiáveis que possam confortá-lo, onde quer que você esteja.
- Certifique-se de reservar momentos para fazer exercícios de respiração profunda.

172 Comer Intuitivo – exercícios práticos

- Pratique falar abertamente quando quiser que suas necessidades sejam atendidas; e também imponha limites com pessoas que possam fazer exigências desagradáveis a você.
- Planeje uma estratégia de "bater em retirada" caso a situação fique muito estressante, ou se você estiver simplesmente precisando de um espaço. Por exemplo, você pode dizer que aconteceu alguma coisa no trabalho e por isso tem que ir embora.

Escolha algumas situações potencialmente estressantes nas quais você corra o risco de comer de modo emocional. Relacione essas situações a seguir:

Relacione as estratégias possíveis para cada uma dessas situações:

Ensaio e visualização

Quando você visualiza uma ação ou comportamento futuros que gostaria de fazer, sua energia mental fica concentrada nessa tarefa. Nesse ato de concentração, você está efetivamente gerando redes neurais mais fortes e, ao mesmo tempo, alterando o crescimento do seu cérebro. Isso é comum entre os atletas, que praticam regularmente a visualização de fazer aquela cesta espetacular no basquete ou de chutar a bola no campo de futebol – aqui o objetivo comum é melhorar o desempenho. Da mesma forma, essa técnica pode ser utilizada por você para o enfrentamento dos seus desafios alimentares. Você pode ensaiar um evento futuro, visualizando-o. Para este exercício, tente usar uma das situações estressantes relacionadas anteriormente.

Imagine estar mergulhado na situação que está lhe causando preocupação. Visualize que é hora de servirem a comida. Quando você formar uma imagem clara desse evento, responda às perguntas a seguir:

1. Quais são as emoções e sensações físicas que você espera sentir? Que desafios podem dar início à sua necessidade de comer demais ou de limitar a comida? Talvez uma conversa com um membro da família? Talvez você esteja se sentindo estressado por ter que viajar? Talvez por estar parado há muito tempo, sem qualquer atividade?

_____

_____

_____

2. No evento, ao visualizar a parte referente à refeição, quais são os sentimentos vivenciados por você?

_____

_____

_____

_____

3. Se você estiver achando que esses sentimentos são de difícil controle, que estratégias poderão ser utilizadas para que você não coma demais nem restrinja sua refeição?

_____

_____

4. Qual seria a sensação de comer excessivamente ou de restringir a comida?

_____

_____

_____

5. Agora, imagine como seria permanecer fiel aos sinais do seu corpo e comer apenas por estar sentindo fome. Se você não tivesse pressionado seus sentimentos com um excesso de comida ou com a restrição da sua refeição, poderia estar sofrendo emocionalmente? O que você poderia fazer para ficar mais confortável?

_____

_____

174 Comer Intuitivo – exercícios práticos

6. Quais sentimentos positivos podem surgir em função da sua capacidade de lidar com esse evento estressante, sem comer demais nem restringir sua refeição?

_____

_____

_____

_____

É possível que você tenha praticado o comer emocional durante muitos anos com o objetivo de anestesiar sentimentos difíceis de suportar. Assim como você não esperaria ser capaz de correr uma maratona se fosse um ser sedentário durante anos e anos, não seria razoável que viesse a tolerar sentimentos difíceis imediatamente nesse tipo de situação. Da mesma forma que você deve construir músculos físicos para se tornar um atleta, tenha em mente a necessidade de desenvolver seus *músculos emocionais* para que possa, enfim, tolerar seus sentimentos.

Resumo

A tendência a comer emocionalmente pode resultar em um "presente" bastante estranho. Sempre que você se flagrar ansiando por comida em uma ocasião em que não está com fome (ou sempre que quiser restringir a comida quando seu corpo estiver precisando de alimento), pare por um momento para refletir e perceber que, na verdade, esse desejo é uma voz vinda de dentro de você. Essa percepção permite que você tome conhecimento da existência de uma emoção ou necessidade que exige a sua atenção. Pense no que isso poderia ser e acesse sua sabedoria interna – então, você encontrará o ajuste apropriado para essa emoção ou necessidade.

Continue a praticar os exercícios descritos neste capítulo; será bem mais fácil para você identificar e examinar seus gatilhos e emoções relacionados à alimentação. Você terá à mão uma verdadeira "caixa de ferramentas" – as técnicas aprendidas, que serão cada vez mais úteis. Ao praticar com regularidade, você descobrirá que sua experiência de vida está se expandindo cada vez mais, fazendo a comida ocupar seu lugar apropriado – como fonte de nutrição e como um dos prazeres simples da vida.

No próximo capítulo, você aprenderá a honrar seu corpo, praticando técnicas que refletem apreciação e respeito.

CAPÍTULO 8

Princípio 8
Respeitar o seu corpo

Aceite sua identidade genética. Assim como uma pessoa com um pé que calce tamanho 42 não esperaria de forma alguma se espremer em um sapato tamanho 38, é igualmente fútil (e desconfortável) ter a mesma expectativa com relação ao seu tamanho corporal. Mas principalmente respeite seu corpo, para que possa se sentir melhor sobre quem você é. É difícil rejeitar a mentalidade de dieta se você for pouco realista e excessivamente crítico com relação à forma do seu corpo.

Nos dicionários, a definição para *respeito* inclui palavras como *honra, apreço, admiração, reverência, valorização, delicadeza, cortesia, civilidade, deferência* e *dignidade*. Infelizmente, é raro pessoas descreverem seus corpos dessa maneira. Vivemos em uma cultura de críticas e de vergonha com relação ao próprio corpo, graças à proliferação de programas radicais de emagrecimento, da ação da mídia social e de programas de televisão abusivos que intimidam as pessoas sob o disfarce da promoção da saúde. É como se o corpo humano pudesse ser esculpido à vontade, de modo a assumir uma forma ou tamanho diferente.

Com muita frequência as pessoas que estão sempre de dieta demonstram desdém por seu corpo atual. Mas é importante ter em mente que o corpo é a nossa casa para o resto das nossas vidas; podemos transportá-lo de um lugar para outro, podemos confortar uma pessoa amada com um abraço e também podemos proporcionar prazer. E, com frequência, o corpo pode dar à luz uma criança, carregá-la e cuidar dela.

Respeitar o nosso corpo significa tratá-lo com dignidade e carinho; significa também atender às suas necessidades básicas. Neste capítulo, você fará exercícios que o ajudarão a aprender a:

- Aceitar a genética do seu corpo.
- Ser grato pelo seu corpo.
- Praticar comportamentos de respeito em relação ao seu corpo.
- Parar de comparar seu corpo com o de outras pessoas.
- Alterar a linguagem que você usa ao falar sobre o seu corpo.

Você não pode enganar a Mãe Natureza

Cada um de nós nasce com um projeto genético que determina nosso potencial para altura, peso e saúde, além de inúmeros outros detalhes, que vão desde o tamanho dos pés até a cor dos olhos. Ao ficar sintonizado com seus sinais de fome e saciedade e ao praticar regularmente a movimentação do corpo e outras atividades, você será capaz de manter e preservar o máximo potencial do seu corpo. Mas está comprovado que fatores ambientais podem influenciar nossa capacidade de alcançar esse potencial – ou podem até destruí-lo. A desnutrição na primeira infância pode afetar permanentemente o crescimento dos ossos e dentes; ela pode danificar todos os órgãos e implicar maior risco de infecções, doenças transmissíveis e até morte.

Em sua maioria, os casos de fome e desnutrição são causados pela pobreza, pela guerra e por comportamentos abusivos, mas seus resultados prejudiciais também podem ser causados quando tentamos "enganar a Mãe Natureza". A pressão da cultura também pode causar estragos. A história antiga da China nos mostrou que o ideal cultural de mulheres com pés pequenos fez com que muitas mães permitissem que os pés de suas filhas fossem enfaixados em uma idade muito nova, com o objetivo de forçar um desenvolvimento deformado dos pés das meninas – que ficavam diminutos. O resultado óbvio dessa prática cultural era invariavelmente a incapacitação. Naquela época, as pessoas acreditavam que uma mulher precisava ter pés pequenos para adquirir *status* e, como resultado, poderia se casar com a família "certa". Em nosso mundo moderno, vivemos com um ideal que culturalmente valoriza a magreza. Quer venha de imagens na mídia, ou da indústria da moda e da beleza, ou ainda por pressão da família, observa-se um impulso implacável para a perda de peso, mudança da aparência do corpo e criação de uma imagem corporal que é impossível de ter ou manter. Se combinarmos essas questões culturais com as supostas implicações da obesidade com relação à saúde, estaremos diante do cenário ideal para uma total insatisfação com o próprio corpo.

Pode-se perder peso rápido (e perigosamente) em decorrência de um transtorno alimentar como a anorexia, que, se não for tratada, trará consequências para a saúde parecidas com as decorrentes da desnutrição total. É possível perder peso temporariamente fazendo uma dieta de emagrecimento. Mas, como já foi descrito várias vezes neste livro, dietas simplesmente não funcionam. Pior ainda, a prática da dieta resultará em um ganho de peso que ultrapassará seu peso original. Esse efeito já ficou demonstrado em crianças, adolescentes e adultos. Ainda assim, as pessoas persistem na tentativa de enganar a Mãe Natureza, acreditando que conseguirão e poderão manter um corpo que é fruto de uma fantasia pessoal.

O primeiro passo para que você respeite seu corpo é aceitar que ele está destinado a manter sua matriz genética. As poucas pessoas que desistem de fazer dieta logo após terem iniciado esse comportamento fútil podem ter a sorte de um corpo resiliente, que acabará voltando ao seu original. Mas muitas das pessoas que fazem dietas de emagrecimento ficam seguidamente entrando e saindo delas ao longo da vida, expondo-se a conviver com uma diminuição de seu metabolismo, com aumentos na relação gordura/músculo e com um peso que não se parece nem de longe com aquele originalmente programado para seu corpo. Quantas vezes ouvimos pessoas se queixarem: "Acabei de dar uma olhadela em uma foto minha tirada na adolescência [ou na casa dos 20 ou mesmo dos 50 anos]. Naquela época, como eu odiava meu corpo! Mas agora eu daria qualquer coisa para ser como era antigamente!".

Vamos parar com essa insensatez. Pare de tentar enganar a Mãe Natureza! Renda-se ao corpo que você foi destinado a ter. Trate-o com amor, respeito e cuidado pessoal. Para tanto, viva uma vida saudável e com alegria. A liberdade alcançada como resultado desse modo de vida permitirá que você direcione o seu foco para metas de vida que sejam verdadeiramente possíveis e sustentáveis.

Sua vida sem uma visão negativa do próprio corpo

Infelizmente, muitas pessoas valiosas, interessantes, gentis e bonitas têm visões tão negativas sobre seus corpos que simplesmente deixam de ver todos os seus demais aspectos positivos.

Que opiniões negativas você tem sobre seu corpo?

_____

_____

_____

_____

Imagine como seria sua vida se você abandonasse as visões negativas sobre seu corpo e suas ideias de tentar modificá-lo. Qual seria a sensação de estar livre de preocupações com relação ao seu corpo? Que novas mudanças poderiam acontecer em sua vida?

_____

_____

_____

Quais são os sentimentos que surgem em sua mente enquanto você trabalha para abandonar sua imagem corporal negativa e para aceitar o projeto destinado pela Mãe Natureza para o seu corpo?

_____

_____

_____

_____

Maneiras de mostrar respeito por seu corpo

Mesmo no caso de ainda não estar totalmente pronto para aceitar o projeto genético do seu corpo, e mesmo que não goste do seu corpo, ainda assim você pode cultivar hábitos de compaixão e respeito com ele.

Gratidão

Um estudo sobre os efeitos da gratidão no bem-estar físico e psicológico concluiu que o foco consciente nas coisas boas recebidas poderá resultar em ganhos emocionais e interpessoais, sobretudo em termos de humor positivo (Emmons e McCullough, 2003). Em outro estudo (Wood et al., 2008), os pesquisadores descobriram que a gratidão protegia as pessoas do estresse e da depressão.

Para aquelas pessoas que, ao longo de muitos anos, vêm sendo pouco respeitosas com relação ao seu corpo, a ideia de demonstrar gratidão por um corpo que elas consideram inferior pode soar ridícula. No entanto, se a gratidão puder ser abordada com a mente aberta, a maioria das pessoas poderá achar alguma coisa em seu próprio corpo para apreciar:

- A capacidade de andar (um benefício que se torna bastante evidente depois que alguém quebrou uma perna ou machucou o joelho).
- A capacidade de praticar atividades esportivas ou de lazer.
- O presente que é obter prazer, seja por meio de uma massagem, durante o sexo ou até mesmo ao coçar uma parte do corpo que está incomodando.
- Para uma mulher, a capacidade de carregar em seu ventre e dar à luz um bebê saudável.
- A capacidade de pegar no colo e brincar com um bebê ou uma criança pequena.

O que seu corpo pode fazer? Você se sente grato por essas habilidades?

_____

_____

_____

_____

Cuidados pessoais

O conceito de autocuidado é um fio condutor que permeia muitos dos princípios do Comer Intuitivo. Você pode mostrar respeito por seu corpo ao estabelecer uma rotina de cuidados corporais de maneiras simples e objetivas:

- Tomar banho, lavar o rosto e os cabelos regularmente.
- Escovar os dentes e usar fio dental.
- Movimentar seu corpo com a prática de atividades físicas prazerosas.
- Incluir alguns alimentos nutritivos em seu cardápio diário.
- Dormir o suficiente para que seu sono seja reparador.

Se você ainda não adotou algum desses elementos básicos de autocuidado e não vem praticando constantemente – ou mesmo se todos eles lhes são desconhecidos –, escolha um e pratique-o durante uma semana. Depois de praticá-lo sistematicamente e ter melhorado na área escolhida, acrescente outro até que você tenha adotado todos, ou tenha melhorado na maioria deles.

Com que frequência você está disposto a se comprometer com essa tarefa?

_____

_____

_____

_____

Livrando-se da balança

Uma das maneiras mais imediatas de mostrar respeito por seu corpo é parar de se pesar. O ato de subir na balança pode simplesmente azedar o seu dia – ou pode fazer com que você tenha uma alegria temporária – que desaparecerá com rapidez. A balança vai lhe proporcionar uma medida absolutamente sem sentido para o que de fato importa – comer alimentos que sejam satisfatórios, honrar

180 Comer Intuitivo – exercícios práticos

sua fome e parar efetivamente de comer quando você atingir a saciedade confortável. O número que surge no visor da balança pode fazer você retornar a uma atitude de adoração da magreza e também à ilusão de que você pode realmente transformar o tamanho do seu corpo para sempre, com todas as fantasias da vida que, como em um passe de mágica, surgirão em sua mente com a diminuição do peso. Esse número tem o poder de desconectá-lo completamente dos aspectos importantes, reais e significativos da sua vida. A prática a seguir pode ajudá-lo a se libertar da tirania da balança.

Comece visualizando a última vez que você subiu na balança.

1. Como você se sentia antes de subir na balança? Você estava se sentindo ansioso, esperançoso ou apavorado?

_____

_____

_____

_____

2. Depois de conferir seu peso, como esse número mudou seu humor e como você se sentiu em relação a si mesmo?

_____

_____

_____

3. Naquele dia, o número observado na balança afetou sua alimentação? O peso registrado o fez pensar que deveria comer menos naquele dia – ou talvez tenha lhe dado permissão para comer mais, porque seu peso estava mais baixo do que o esperado?

_____

_____

_____

Se nesta semana você ainda tiver vontade de subir na balança depois de ter concluído este exercício, continue a seguir as etapas acima para tomar consciência do impacto negativo gerado por ficar se pesando. Lembre-se de revisar seus pensamentos e sentimentos ao dar continuidade a esta prática. Se você se pesar, tente depois responder às seguintes perguntas.

Princípio 8 | Respeitar o seu corpo **181**

1. Escreva sobre seus sentimentos antes e depois de ter decidido se pesar.

_____

_____

_____

2. Agora, pense se você optaria por dar continuidade a essa experiência, lembrando-se de qualquer sentimento negativo que possa ter surgido.

_____

_____

_____

_____

3. Você está disposto a jogar fora a sua balança? Caso contrário, qual seria o primeiro passo a ser dado para que você se pese com menos frequência e, por fim, deixe de se pesar?

_____

_____

_____

_____

Muitas pessoas sentem alegria, mas também pavor, ao pensar em se livrar da balança e finalmente cumprir essa tarefa. Esse ato proativo reafirma seu compromisso de desviar o foco do peso e de direcionar seus esforços para entrar em sintonia com os sinais que vêm da sabedoria interna do corpo. No início, isso pode parecer assustador, mas acabará sendo um ato de libertação.

Outra ação afirmativa é se recusar a ser pesado no consultório do seu médico. Infelizmente, muitas pessoas evitam consultas médicas, mesmo quando estão doentes, por causa da ansiedade gerada por serem pesadas. Essas pessoas temem o julgamento do médico – e também o próprio julgamento. Você tem o direito de falar sobre seus sentimentos e de se recusar a subir na balança. São pouquíssimas as circunstâncias nas quais o seu peso real pode fazer diferença em uma avaliação de saúde. Entre tais circunstâncias estão uma gravidez, o cálculo de certos medicamentos e casos de insuficiência cardíaca congestiva. Nessas circunstâncias, será válido conversar com o seu médico sobre seus sentimentos, como uma forma de ter apoio. Então, você pode pedir que o número na balança não lhe seja mostrado.

Pare de checar o seu corpo

Você merece parabéns se concordou em eliminar a balança da sua vida! Este é o primeiro passo para a mudança de seus hábitos de autoavaliação negativa. Lembre-se de que respeitar o seu corpo significa tratá-lo com carinho, independentemente do seu peso ou tamanho. Infelizmente, muitas vezes as pessoas continuam checando seus corpos de outras maneiras, para avaliar se eles estão "bons o suficiente".

Algumas pessoas, por exemplo, mantêm no armário uma calça que de vez em quando vestem para "medir" se o peso mudou. Se a calça estiver mais apertada, essa constatação poderá gerar os mesmos sentimentos negativos que elas sentiram ao ver que o número na balança aumentou. Você pode combater esse tipo de "medição" vestindo roupas diferentes a cada dia, para que não seja estabelecida uma memória muscular, de como determinada calça lhe "cai bem ou mal".

Algumas pessoas ficam atentas a espelhos em elevadores, vestiários e academias, e em qualquer outro lugar onde possam refletir a sua imagem. Essa inspeção no espelho apenas mantém seu julgamento pessoal, de como está se saindo, e se está à altura da ilusão de um corpo ideal perfeito. Lembra-se da "casa dos espelhos" que fazia a sua alegria nos seus tempos de criança? Em geral espelhos comuns não distorcem tanto as imagens, mas certamente não lhe proporcionam um reflexo exato do seu corpo. Dar tanta atenção à sua aparência apenas servirá para distorcer uma percepção mais ampla de si mesmo e também de todos aspectos de seus atributos.

Jogue fora as roupas velhas

Outra experiência curativa consiste em encaixotar as roupas de seus tempos de dieta e que já não lhe servem mais. Se você ainda não estiver pronto para jogá-las fora ou doá-las (sobretudo se essas roupas tiverem valor sentimental), poderá depositar a caixa no fundo do armário, ou na garagem. Mais tarde, quando se sentir pronto, poderá se livrar dela. Considerando que você comprou essas roupas quando estava tentando perder peso, provavelmente elas não caberão em seu tamanho normal (aquele que você consegue manter por meio da aplicação dos princípios do Comer Intuitivo e da prática de atividades saudáveis). Lembre-se de que parte do seu compromisso com esse processo é livrar-se da mentalidade de dieta. O apego a essas roupas o manterá preso à fantasia que acompanha cada nova dieta. Deixe de lado essas roupas, e o efeito será libertador. Quando abrir as portas do seu armário, não vai sentir aquela pontada de desespero que sente ao olhar para roupas que sabe que não cabem mais em você.

Use roupas confortáveis

O outro lado de jogar fora suas roupas velhas que não cabem mais por causa da dieta é manter, usar e, ocasionalmente, comprar apenas roupas com bom caimento e que fiquem bem em você. Usar roupas muito apertadas só vai deixar você desconfortável, além de não demonstrar respeito pelo seu corpo. Isso vale também para roupas íntimas. A roupa de baixo apertada pode fazer você se sentir vestindo uma camisa de força. Roupas apertadas fazem você se sentir restringido e aprisionado; em alguns casos você nem consegue respirar direito.

Avalie seu guarda-roupa. Há peças que precisam ir embora? Há roupas que não parecem cair bem em você? Respeite seu corpo fazendo essa análise de seu armário; em seguida, tome as medidas necessárias para fazer com que suas roupas voltem a lhe causar alegria.

Você pode fazer o seguinte exercício em frente ao seu armário ou dentro do *closet*. Escreva sobre as roupas penduradas no armário e as ações necessárias. Comece embalando todas as roupas:

- que não fazem você sorrir ao olhar para elas;
- que sabidamente vestiam bem apenas na época em que você estava com um peso exageradamente baixo, em decorrência de dieta ou de doença; e
- que podem até caber em você, mas não lhe caem bem, estão manchadas ou com rasgos.

Depois de limpar o armário, como você se sente?

_____

_____

_____

_____

_____

Compre roupas novas

Agora que você eliminou as roupas desconfortáveis do seu armário, talvez tenha chegado a hora de comprar roupas novas. Há algumas etapas a serem seguidas que o ajudarão a fazer dessa experiência um sucesso.

- As compras devem ser feitas em um dia no qual suas emoções sejam neutras ou positivas.
- Na loja, comece selecionando algumas roupas – jeans, por exemplo – com tamanhos variados.
- No provador, fique de costas para o espelho, de modo a não ficar olhando para a sua imagem.
- Experimente um dos jeans que você escolheu.
- Alongue-se, contorça seu corpo, mexa-se e sente-se com os jeans vestidos.
- Se o jeans não ficar confortável, tire-o sem olhar no espelho, e experimente outra marca ou tamanho.
- Se – e somente se – você se sentir confortável no jeans, vire-se e olhe no espelho para ver se a roupa será aprovada no seu teste de estilo.
- Se você encontrar um jeans no qual se sinta ótimo e se a roupa for aprovada no seu teste de estilo, vá direto ao caixa e compre-o!

O objetivo é comprar roupas com base no que você *sente* ao vesti-las. Se tiverem bom caimento, você não sairá da loja puxando a roupa para lá e para cá – e não se sentirá desconfortável com uma roupa que você acha que lhe deixa com bom aspecto, mas dentro da qual não está se sentindo bem.

Pare de comparar

Um poderoso sinal de autoestima é a capacidade de manter um senso independente de autovalorização. Aprecie os inúmeros valores que são verdadeiramente seus – os dons que o acompanham desde o nascimento. Praticar e refinar seus talentos, bem como valorizar o trabalho que você já teve para aprender e crescer – tudo isso revela um sentimento de respeito próprio. Quando você se compara com os outros, o resultado será um sofrimento desnecessário, que irá gerar sentimentos de superioridade ou de inveja. Em vez de comparar, comece a apreciar as qualidades que são exclusivamente suas – e que nada têm a ver com sua aparência!

Suas qualidades pessoais

Relacione alguns aspectos pessoais que você aprecie de forma especial. Reflita sobre seus traços de personalidade, características e valores que nada têm a ver com seu corpo ou aparência. Essa reflexão pode incluir dons pessoais, como inteligência ou habilidade para cantar ou dançar; coisas que você se esforçou para ter, por exemplo, sua carreira acadêmica ou profissional; ou ainda outras coisas, como suas amizades e a vida familiar:

- Inteligente.
- Engraçado.
- Compreensivo.
- Bom ouvinte.
- Bom companheiro, pai/mãe ou amigo.
- Paciente.
- Trabalhador.
- Com dons artísticos ou musicais.
- Amoroso.
- Generoso.
- Atencioso.

Sem se apressar, ponha no papel tantas qualidades quantas vierem à sua mente:

_____

_____

_____

_____

_____

_____

_____

Muitas pessoas evitam apreciar seus dons pessoais – que são verdadeiramente seus, as muitas qualidades e atributos que fazem delas pessoas únicas – e, ainda assim, habitualmente tendem a se comparar com os outros, para conferir se estão ou não à altura. *Sara conseguiu melhor nota do que a minha na prova ou na tarefa de fim de ano? No escritório, será que terei um aumento ou ganharei uma promoção antes de Michael? Estou sendo convidada para encontros tanto quanto as minhas melhores amigas? Estou publicando tantos estudos de pesquisa ou livros quanto meus colegas?* E essa lista não tem fim.

Comparação corporal

O problema de se comparar com amigos e colegas é que isso se estende ao corpo. Quem tem o melhor cabelo, a pele mais lisa, os músculos mais malhados, as pernas mais longas ou a cintura mais fina? Fazemos rotineiramente esses julgamentos sobre nossos corpos observando amigas e amigos, parentes, atores, modelos e quase qualquer pessoa que você veja andando na rua. Essa atenção direcionada para os outros é a maneira mais segura de afastá-lo de suas qualidades especiais. Além disso, também mantém o foco no aspecto externo, afastando-o do verdadeiro significado da vida.

Observar o corpo de outra pessoa também pressupõe uma pergunta: como fulano conseguiu ter o corpo que tem? Se alguém está reparando na magreza, não há como saber se essa pessoa sofre de alguma doença física que causa perda de peso, se tem algum transtorno alimentar, ou simplesmente se tem um metabolismo hiperacelerado. Ao concluir que você poderia chegar a ter esse mesmo corpo, estará excluindo essas dúvidas – e também a ciência por trás de seu projeto genético. Em resumo, comparar-se com os outros é a maneira mais fácil de fazer você se sentir mal consigo mesmo.

Responda às perguntas seguintes, que foram feitas para ajudá-lo a tomar consciência de seu hábito de comparação.

1. Com que frequência você confere a aparência, roupas, tamanho do corpo ou qualquer aspecto externo das outras pessoas? Relacione algumas das pessoas que servem de modelo de comparação.

_____

_____

_____

_____

2. Observe como você se sente quando se compara a outra pessoa. Você se sente inferior, triste ou sem esperança? Ou talvez você se sinta superior e até arrogante, quando pensa que parece estar melhor do que a outra pessoa? Quais são seus sentimentos em tais ocasiões?

_____

_____

_____

_____

3. Pense em uma ocasião recente em que você se viu preso na armadilha da comparação e, no final das contas, se sentiu "menos do que" ou "inferior a". Reserve um momento para se lembrar de como você se sentiu – absorva todas as emoções vivenciadas naquele momento. Agora, retorne à sua prática sobre gratidão e à lista de seus valores pessoais, e medite sobre quem você é como indivíduo e quais são seus dons e qualidades únicas. De que modo as suas emoções e sentimentos mudam depois de ter voltado a sua atenção para suas próprias qualidades positivas?

___

___

___

A prática do "e" – desviando o foco da identificação do corpo

Essa prática admite que você pode estar se sentindo realmente desconfortável com seu corpo. Mas, em vez de ficar preso a essa sensação ou identidade, é importante que se lembre de outras qualidades pessoais valorizadas por você e que nada têm a ver com sua aparência.

- Descreva com neutralidade e sem julgamentos críticos o modo como você está se sentindo fisicamente em seu corpo. Não use palavras pesadas como *inchado* ou *flácido*, pois isso poderá resultar em um julgamento moral sobre si mesmo. Em vez disso, use palavras como *desconfortável* ou *desafiador*, que reconhecem as sensações físicas sem irem ao encontro das expectativas da sociedade. Por exemplo, *Estou tendo um dia difícil com o meu corpo*, ou *Estou me sentindo fisicamente desconfortável hoje*.
- Adicione *"e"* à descrição acima e, a seguir, acrescente três coisas que você admira em si mesmo (se necessário, consulte as qualidades pessoais relacionadas na lista acima). Por exemplo, *Estou tendo um dia desafiador com o meu corpo E sou um bom ouvinte, um ótimo professor e uma pessoa batalhadora*.

Agora é sua vez. Componha uma declaração que você possa repetir a si mesmo quando estiver passando por um momento complicado com seu corpo.

___

___

___

Inveja

A inveja é uma emoção humana normal. Surge quando você encontra alguém que tem alguma coisa que, em sua opinião, falta em você. Você acredita que, se tivesse essa coisa, sua vida seria muito melhor. Entre as emoções, a inveja é provavelmente uma das mais difíceis de suportar. Frequentemente, quando uma pessoa decide se comparar com outra, ela faz na esperança de encontrar

188 Comer Intuitivo – exercícios práticos

alguma coisa que possa ser criticada na outra. Isso lhe dá uma sensação temporária de superioridade ao humilhar a outra pessoa; ao mesmo tempo, a coloca em um plano comparativo mais elevado. Dessa forma, o sentimento de inveja é momentaneamente deixado de lado. Mas, paradoxalmente, logo ocorre uma mudança – e a pessoa que está fazendo a comparação passa a se concentrar em alguma qualidade que a outra pessoa possui – e que ela também deseja ter. Imediatamente a inveja retorna, sendo provável que a pessoa invejosa fique ainda mais desesperada, ao concluir em comparação que a outra pessoa é de fato "melhor" do que ela ou que "tem algo a mais".

Para essa prática, primeiramente se concentre em seus sentimentos de inveja. Com que frequência você sente inveja de aspectos da vida de outras pessoas, ou de seus corpos? Frequentemente? Algumas vezes? Raramente?

_____

Ao aflorar esse sentimento de inveja, você consegue só observar? Ou tenta achar uma maneira de acreditar que você é melhor do que a outra pessoa? Observe como você se sente nessa situação.

_____

_____

_____

Com que rapidez essa sua sensação de ser melhor do que a outra pessoa volta a ser aquela sensação de não ser bom o suficiente? Nesse caso, você sente vontade de se aperfeiçoar?

_____

_____

_____

Independentemente de como você se sinta, tenha sempre em mente que a inveja é uma emoção normal. Quando se sentir à vontade para aceitar esse sentimento, seu desejo de agir contra ele – humilhando alguém para se colocar em uma posição superior – diminuirá. Você não mais sentirá aquela onda de sentimentos superiores que surgem imediatamente, mas também deixará de sentir o potencial desespero que vem a seguir. Nunca é demais lembrar: oriente sua vida para um sentimento de gratidão por seus próprios dons e valores pessoais.

Crítica ao corpo

Um dos comportamentos mais desrespeitosos das pessoas é falar mal ou criticar o corpo. É doloroso e muito triste ouvir alguém criticando a sua própria aparência, físico, peso, tamanho ou altura. Pessoas que jamais diriam palavras desagradáveis para uma criança, um amigo ou conhecido – até mesmo para alguém que não pertença ao seu círculo social – dirão coisas horríveis para si mesmas. (Um comentário extra: já tivemos a oportunidade de ouvir algumas histórias assustadoras de clientes que foram humilhados, criticados e julgados negativamente por seus pais, irmãos ou parceiros. Esses são casos de assédio emocional, e as pessoas abusadas devem se tratar com um terapeuta especializado em traumas.)

A prática a seguir o ajudará a identificar, reconhecer e dar fim aos seus comentários abusivos e agressivos com relação ao seu próprio corpo.

1. Identifique seus pensamentos críticos com relação ao corpo. Preste atenção ao seu diálogo interior nos momentos em que for examinar seu corpo:
   - tomando banho

   _____

   _____

   _____

   _____

   - vestindo-se

   _____

   _____

   _____

   _____

   - olhando-se no espelho

   _____

   _____

   _____

   _____

2. Reconheça como esses pensamentos o fizeram se sentir naquele momento. Você se sentiu ansioso, envergonhado ou triste? Você identificaria algo como *Esses meus pensamentos não estão ajudando – e estão fazendo com que eu me sinta péssimo?*

---

3. Quando você estiver envolvido em autocríticas corporais, narre o que está à sua volta e descreva o que estiver vendo e ouvindo. (Isso pode ser feito na forma de um monólogo interno; ou então fale em voz alta – o que você achar melhor.) Por exemplo, digamos que você esteja caminhando na rua e veja seu reflexo em um espelho ou na janela de um prédio próximo; aí começam os seus pensamentos críticos com relação ao seu corpo (p. ex., *Minhas pernas são tão grossas – sou nojento*). Assim que você se envolver nesse processo, siga estas etapas:

Pare.

Construa uma narrativa. Usando uma voz neutra e objetiva, descreva o que você estiver vendo ou ouvindo, sem qualquer alteração. Por exemplo, *Estou vendo quatro carros estacionados na rua. Um carro é amarelo. Também ouço crianças rindo – droga, não suporto minhas pernas.*

Observe quando seus pensamentos críticos com relação ao seu corpo retornam à sua mente. Não faça julgamentos; apenas reconheça calmamente que seu pensamento vagou e continue a narrar lentamente o que está ouvindo ou vendo. *E aí vêm novamente meus pensamentos críticos sobre meu corpo; preciso mudar o foco e continuar a minha narrativa. Estou vendo um carro prata. Ouço pássaros cantando.*

Nas linhas abaixo, pratique narrativas de observação do que está à sua volta, seguindo essa estratégia; e, se surgirem pensamentos negativos em sua mente, reconheça-os e siga em frente.

Ao usar essa prática, você está treinando sua mente para que ela se concentre em outras coisas, para além de seus pensamentos negativos. Com o tempo, você poderá naturalmente interromper seus pensamentos críticos, sem a necessidade de narrar o que está à sua volta. Nesse estágio da sua luta com a autocrítica, as narrativas funcionam como "rodinhas de treinamento" quando uma criança está aprendendo a andar de bicicleta – elas ajudam sua mente a se reorientar. No final do processo, você não precisará mais recorrer às narrativas.

Ao longo da semana, pratique essa técnica durante alguns minutos por dia, quando *não* estiver precisando dela. Esse exercício o ajudará a obter uma boa base; e você também perceberá que, mesmo nas ocasiões em que não esteja ocorrendo pressão emocional, a mente tende a divagar. Você pode treinar narrativas enquanto estiver dirigindo, andando de ônibus, esperando por um compromisso – qualquer coisa. Ao perceber que se distraiu, admita a distração e continue calmamente com sua narrativa. Aqui, o segredo é praticar. Não importa quantas vezes sua mente estiver viajando – o ponto principal desse exercício é aprender a perceber seus pensamentos aleatórios para, em seguida, reorientar sua mente.

Nessa semana, escreva sobre a experiência vivenciada com esse exercício. Com que frequência você precisou redirecionar seus pensamentos? Você teve algum pensamento de autocrítica corporal? Em caso afirmativo, como se sentiu cada vez que teve um desses pensamentos negativos? Como você se sentiu ao desviar seus pensamentos daquela autocrítica, simplesmente retornando à sua narrativa de descrição do ambiente?

Conversas negativas sobre o corpo

Com que frequência você vai a uma festa ou está socializando com um grupo de amigos e o assunto da conversa muda de uma hora para outra, e todos começam a falar sobre dieta e corpo? Vivemos em uma sociedade que parece estar obcecada por essas discussões, independentemente da idade, educação ou profissão.

É algo que permeia tudo. Ao contrário das conversas generalizadas sobre o tempo, as conversas sobre dieta e corpo são prejudiciais, porque reafirmam o estigma do peso e a vergonha com relação ao próprio corpo. Em tais situações, é preciso ter coragem para fazer valer seu ponto de vista sobre esse assunto. Mas fará as pessoas perceberem que você é alguém que sabe valorizar uma pessoa em função dos seus propósitos, sua gentileza com as outras pessoas e seus valores profundos – e não em função do tamanho ou da forma do corpo. Você poderá participar dessas conversas de muitas maneiras, dependendo do seu nível de conforto, desde simplesmente não se envolvendo até fazer valer seu ponto de vista, ou mudar de assunto.

- No mínimo, pare de (ou não comece a) falar sobre os corpos das pessoas (inclusive do seu), seja com julgamentos críticos, seja pretensiosamente.
- Exponha o seu ponto de vista e, educadamente, desafie os outros a tomarem conhecimento de sua fala e julgamentos. Muitas pessoas talvez não estejam cientes de seu próprio preconceito com relação ao peso, embora esse seja um problema generalizado em nossa cultura. E simplesmente muitas pessoas não se dão conta de que falar com admiração sobre a magreza de alguém ou sobre o peso que essa pessoa perdeu implica uma crítica a todos aqueles que não se enquadram nessas normas sociais. Há várias maneiras de você expressar o seu ponto de vista:
  - "Dói muito quando ouço pessoas se humilhando por causa da aparência."
  - "Você tem muito mais coisas de valor a mostrar, em vez de ficar falando sobre seu peso – eu gostaria muito de ouvir seus pontos de vista sobre política, teatro e livros. E isso não tem nada a ver com o tamanho do seu corpo."
- Mude a conversa para viagens, uma peça em cartaz ou um filme que você viu – na verdade, para qualquer coisa que não promova esse discurso ofensivo.
  - *Conversa negativa sobre o corpo* – "Eu jamais poderia usar biquíni na praia. Estou me achando tão gorda!"
  - *Mude a conversa* – "No último fim de semana, eu estava na praia e vi o pôr de sol mais lindo! Se você tiver a chance de ir lá uma tarde, não vai acreditar como o pôr de sol é glorioso nesta época do ano."
  - *Conversa negativa sobre o corpo* – "Não consigo acreditar na quantidade enorme de peso que ganhei – esta noite, nada de pão ou sobremesa!"
  - *Mude a conversa* – "Por falar em sobremesa, no último fim de semana fui ao casamento da Susie. E comi o bolo mais incrível! Preciso descobrir onde eles compraram."

Para a prática a seguir, escolha um horário em que você estará na companhia de várias pessoas. Reveja as respostas possíveis e tenha algumas ideias em mente sobre o que você poderia dizer se alguém começasse a falar sobre a última dieta da moda ou dissesse algo irônico sobre o próprio corpo, ou ainda se fizesse críticas com relação ao corpo de outra pessoa. Caso esse tipo de conversa acontecesse, como você lidaria com a situação? O que você diria para desviar a conversa, ou então para abordar a situação diretamente? Como você se sentiria durante a conversa, e depois dela?

_____

_____

_____

_____

Se as pessoas não forem receptivas às suas palavras, como você pode formular uma estratégia para fazer valer o seu ponto de vista da próxima vez que isso acontecer? (Isso pode incluir aceitar que algumas pessoas talvez não concordem com seu ponto de vista e decidir como você vai querer investir sua energia emocional.)

_____

_____

_____

Ao tomar providências no sentido de interromper a conversa sobre corpo e dieta, você estará ampliando a consciência das pessoas que ainda não perceberam o mal que estão fazendo com esse tipo de conversa. Pessoas podem começar a mudar o mundo. Tenha orgulho de fazer parte desse esforço!

Avaliação formal de uma imagem corporal positiva

Historicamente, as pesquisas sobre imagem corporal vinham se concentrando em seus aspectos negativos, como a vergonha e a insatisfação com o próprio corpo. Felizmente, os estudos mais recentes estão explorando os benefícios da apreciação do corpo. Tylka e Wood-Barcalow (2015) desenvolveram a Escala de apreciação corporal, que define e valida três características principais da valorização do corpo:

- Aceitação do próprio corpo, independentemente de suas dimensões ou imperfeições.

- Respeito e cuidado com o próprio corpo, com envolvimento em comportamentos promotores de saúde.
- Proteger o próprio corpo, opondo-se à internalização de padrões de beleza pouco realistas e restritivos, que são perpetuados pela mídia.

Escala de apreciação corporal

Aqui você terá uma versão simplificada e atualizada da Escala de apreciação corporal de Tylka e Wood-Barcalow. Essa escala proporciona uma medida válida para valorização do corpo e imagem corporal positiva. Escreva *sim* ou *não* ao lado de cada afirmação para ver até onde vai o seu respeito pelo próprio corpo.

- Eu respeito meu corpo.
- Eu me sinto bem com meu corpo.
- Eu sinto que meu corpo tem, pelo menos, algumas qualidades positivas.
- Eu tenho uma atitude positiva em relação ao meu corpo.
- Eu sou atento às necessidades do meu corpo.
- Eu sinto amor pelo meu corpo.
- Eu aprecio as características diferentes e únicas do meu corpo.
- Meu comportamento revela minha atitude positiva em relação ao meu corpo; por exemplo, mantenho a cabeça erguida e sorrio.
- Eu me sinto confortável com meu corpo.
- Eu sinto que sou bonito mesmo sendo diferente das imagens de pessoas atraentes da mídia (p. ex., modelos, atrizes/atores).

Depois de avaliar essas afirmações, reflita sobre o número de respostas marcadas com um *sim*. Um grande número de respostas positivas significa que você está no caminho certo para a valorização do seu corpo.

Se você marcar apenas 1 ou 2 respostas *sim*, lembre-se de não fazer julgamentos críticos. Você está em uma caminhada que o ajudará a ter pensamentos positivos sobre seu próprio corpo. Se suas respostas positivas o posicionaram em uma faixa intermediária, de 6 ou 7, você já progrediu bastante. Como nas outras áreas de conquista pessoal, lembre-se de que você não está em busca da perfeição, simplesmente está à procura de melhorar a valorização do próprio corpo.

O que você precisa para respeitar, aceitar e amar o próprio corpo?

Você está pronto para desistir da sua fantasia – de que é possível mudar o seu corpo de tal forma que ele passe a corresponder a uma forma imaginada, pouco realista? Se estiver pronto, relacione os modos pelos quais planeja provar para si mesmo a sinceridade do seu compromisso. Há muitas maneiras de realizar esse objetivo:

- *Vou conversar carinhosamente comigo mesmo sobre meu corpo.*
- *Vou me alimentar regularmente e me envolver em atividades físicas agradáveis.*
- *Vou jogar fora minha balança e doar roupas velhas que não cabem mais em mim.*

Se você ainda não se sentir com disposição para abandonar sua fantasia, reflita sobre o que pode ser feito para resolver esse problema.

_____

_____

_____

Ponha no papel todos os comportamentos positivos (inclusive suas conversas interiores positivas com relação ao seu corpo) que você está disposto a estabelecer:

_____

_____

_____

_____

Nos próximos meses, será de grande ajuda repassar semanalmente as afirmações da Escala de apreciação do corpo, para que você possa avaliar como está se saindo. Observe como você começa a valorizar cada vez mais o seu corpo com o passar do tempo. E também observe se a prática dos outros exercícios descritos neste livro está influenciando o grau de valorização do seu corpo.

Resumo

Todos nós temos corpos com tamanhos e formas diferentes. Nossa cultura não critica o tamanho do pé nem tenta modificá-lo. Deveríamos ter a mesma atitude com relação aos nossos corpos. Em sua trajetória, você deverá aceitar seu tamanho e respeitar seu corpo. Tão logo você possa – de verdade – render-se à realidade de que nenhuma dieta, nenhuma restrição alimentar e nenhum regime de exercícios serão capazes de mudar de forma permanente seu corpo – uma característica geneticamente determinada (além, é claro, de possíveis mudanças prejudiciais) –, estará bem encaminhado para ter uma atitude realmente gentil com o seu corpo, tratando-o com dignidade e, claro, até mesmo amando o seu corpo. Ame-o pelo que ele pode fazer por você. Ame-o cuidando bem dele – seu corpo tem feito tanto por você! Ame seu corpo apresentando-se de formas que valorize sua estética pessoal.

O próximo capítulo examinará sua relação com o movimento e com a atividade física, e também abordará qualquer resistência que você possa opor à prática do movimento.

CAPÍTULO 9

Princípio 9
Movimentar-se – sentindo a diferença

Esqueça a prática militante do exercício. Simplesmente permaneça ativo e sinta a diferença. Mude seu foco para a sensação de movimentar o corpo, em vez de se concentrar na queima de calorias decorrente da prática do exercício. Se você se concentrar em como se sente ao se exercitar (p. ex., como você fica energizado), isso poderá fazer a diferença entre sair da cama para dar uma rápida caminhada matinal e apenas apertar o alarme do despertador. Se no momento em que você acorda seu único objetivo é a perda de peso, em geral esse não será um fator motivador para o que vem pela frente.

Não há dúvida de que o exercício físico pode beneficiar uma infinidade de problemas de saúde, desde a diminuição do estresse até a prevenção de doenças crônicas. Para a maioria das pessoas, o grande problema é consistência na prática da atividade física. Um grande desafio para quem está sempre de dieta é escolher o exercício certo. Se essas pessoas fizerem sua seleção com base no número de calorias que serão queimadas, talvez se envolvam em atividades que não necessariamente gostem.

Quando você se concentra em alcançar uma estética inatingível, em vez apenas de sentir o prazer que acompanha a movimentação do corpo, está a caminho de sofrer uma grande decepção. Pior ainda, o exercício passa a fazer parte da mentalidade de dieta, sendo um atalho para um quadro de esgotamento. Em consequência, ao parar de fazer dieta, você também interrompe sua atividade física – o que é muito compreensível, pois, se sua experiência inicial com o exercício estiver relacionada à dieta, isto é, quando você não estiver comendo o suficiente, deixará de perceber que a movimentação do corpo pode ser uma coisa boa.

Observe que, aqui, empregamos o termo *exercício* incluindo *movimento* e *atividade física*. A Organização Mundial da Saúde enfatiza que o conceito de atividade física não significa apenas a prática do exercício ou de esportes (2010). Na verdade, eles são subcategorias da atividade física, que envolve outras atividades, por exemplo, brincar, fazer jardinagem, cumprir tarefas domésticas, dançar e participar de atividades recreativas.

São dois os componentes essenciais para a atividade física e para a saúde – menos horas sentado todos os dias e mais horas fisicamente ativo. As pesquisas cada vez mais demonstram que ficar por muito tempo sentado não é a mesma coisa que praticar pouquíssimo exercício (Henson et al., 2016; Cheval, Sarrazin e Pelletier, 2014; Craft et al., 2012). Estudos também comprovaram que, mesmo se você pratica regularmente exercícios físicos, isso não o protegerá dos efeitos de ficar sentado durante muito tempo. Neste capítulo, exploraremos essas duas questões.

Neste capítulo, você vai:

- Descobrir as atividades físicas que lhe são agradáveis.
- Explorar as qualidades do exercício praticado conscientemente, prestando atenção à conexão com seu corpo.
- Identificar benefícios pessoais e razões para o exercício.
- Descobrir como romper os obstáculos à prática do exercício.

Aprender a aumentar a sua atividade ficando menos tempo sentado.

Procure começar ficando menos tempo sentado durante o dia

Hoje em dia, qualquer pessoa pode comer, trabalhar, fazer compras, ir ao banco e socializar sem ter que sair do conforto de sua cadeira.

– Henson et al., 2016

Graças à tecnologia e à urbanização, as pessoas passam em média mais tempo sentadas do que dormindo (Craft et al., 2012). Já está claramente definido que esse estilo de vida – de ficar sentado por muito tempo – representa um perigo para a saúde, por aumentar o risco de doenças crônicas, especialmente doenças cardíacas e diabetes tipo 2 (Henson et al., 2016). Quando você permanece sentado por muito tempo – uma hora ou mais – ocorre uma estase fisiológica, uma pausa na sua saúde metabólica.

Por esse motivo, não é suficiente que você foque apenas a prática formal de exercícios (que são também importantes e serão descritas mais adiante). Estudos mostram que muitas pessoas que praticam exercícios físicos com regularidade ainda ficam sentadas durante tempo demais, sendo consideradas sedentárias. É possível que você seja sedentário no seu local de trabalho, na escola, em casa, em viagens ou durante o lazer, por:

- Ficar sentado ou deitado enquanto vê televisão ou joga *videogame*.
- Ficar sentado enquanto dirige um carro, ou em suas viagens de avião, trem ou ônibus.

- Ficar sentado ou deitado para ler, estudar, escrever ou trabalhar em uma mesa ou computador.

Em função dessa realidade, os programas de saúde pública objetivam encontrar maneiras de reduzir o tempo total em que as pessoas ficam sentadas e aumentar o número de pausas em períodos sedentários prolongados – tudo feito sem que você precise suar. Para que essa questão fique bem clara, aqui não se trata de você levantar da cadeira e em seguida fazer uma série de polichinelos. Em vez disso, simplesmente você se levanta e rompe a quietude de estar sentado; isso pode ser tão simples quanto levantar-se para falar ao telefone e continuar a conversa em pé. Esses tipos de atividades são classificados como termogênese de atividades não ligadas ao exercício físico (NEAT, do inglês *Non-Exercise Activity Thermogenesis*) (Cheval, Sarrazin e Pelletier, 2014). Essas atividades envolvem uma ampla gama de comportamentos de baixa intensidade: cumprir as atividades da vida diária de todos nós, inquietar-se, contração muscular espontânea e manter uma postura corporal adequada. Não subestime o papel importante que essas atividades aparentemente banais desempenham na sua saúde metabólica e cardiovascular. Mesmo as tarefas mais simples do nosso dia a dia, por exemplo, recolher o lixo, resultarão em benefícios significativos para a saúde (Rezende et al., 2016).

Se você estiver fora de forma, comece a focar seus esforços de modo a ficar menos tempo sentado (ou NEAT); esse é um esforço que pode ser muito menos assustador do que começar um novo condicionamento físico.

Caindo na real: calcule o tempo em que você fica sentado

Diante do enorme tempo que gastamos correndo atrás de prazos e cumprindo tarefas, fica fácil perceber que estamos mergulhados em um estilo de vida ativo, não sedentário. Mas para a maioria das pessoas esse "correr atrás" significa que tais atividades são realizadas enquanto elas estão sentadas no banco do carro ou atrás de uma mesa, ou olhando para seu celular.

Primeiramente, é preciso que você tenha uma ideia de como é realmente o seu estilo de vida quando está sentado (mas sem julgamentos, por favor). Aqui, o objetivo é obter mais clareza sobre quanto tempo você passa sentado; com esses dados, você terá mais clareza de onde poderá ser viável implementar algumas mudanças. Selecione dois dias típicos (um dia da semana e um sábado ou domingo). Na tabela a seguir, registre o número de horas que você passou sentado nesses dias e, na coluna à direita, anote o maior período *ininterrupto* que você passou sentado. Se, por exemplo, você ficou sentado continuamente para ver um filme com duração de três horas, escreva "três horas" – mas, se você se levantou para ir à cozinha no meio do filme, sua entrada deve ser "uma hora e meia".

Comer Intuitivo – exercícios práticos

O tempo que você passa sentado

	Total de horas no dia		Horas sentado
Atividades sedentárias	da semana	do fim de semana	Tempo prolongado (sem interrupção, sem levantar)
Dirigindo ou sentado em um carro, avião ou trem.			
Sentado diante de uma mesa.			
Vendo televisão ou no cinema.			
Na internet ou nas mídias sociais, como o Facebook.			
Jogando *videogame*.			
Lendo.			
Enviando mensagens de texto, conversando ou checando mídias sociais no celular.			
Simplesmente relaxando ou descansando.			
Outro.			
Total de horas			

Explore como ficar menos tempo sentado e como interromper períodos muito prolongados nessa posição

Depois de completar sua estimativa de permanência na posição sentada durante a semana e nos fins de semana, responda às seguintes perguntas.

Quantas horas você passa sentado ou deitado durante
os dias úteis _____
os finais de semana _____

Qual foi o seu período mais longo na posição sentada ininterrupta? Isso é habitual?

_____

_____

Veja a seguir uma lista de maneiras para interromper longos períodos na posição sentada. Leia-as e marque com um X o que você estaria disposto a incorporar ao seu dia a dia.

Dicas gerais

☐ Interrompa qualquer período prolongado na posição sentada se alongando, levantando-se, espreguiçando ou flexionando o corpo.

☐ Aproveite os aplicativos do seu celular para alertá-lo de que deve se levantar depois de 45 a 60 minutos na posição sentada.

☐ Encontre maneiras diferentes de sentar, de modo a assumir uma postura ativa, por exemplo, sentar-se sobre uma bola de Pilates ou em um banquinho alto de bar.

Em casa

☐ Coloque um alarme ou cronômetro em seu celular para tocar de hora em hora, como lembrete de que você deve se levantar e se movimentar de alguma forma: faça uma pausa para esticar o corpo, consulte a correspondência, guarde coisas espalhadas pela casa, lave roupa ou recolha o lixo.

☐ Em vez de ficar sentado, caminhe pela casa ao falar ao telefone.

☐ Faça pausas em pé quando estiver sentado e lendo.

☐ Se estiver lendo, de hora em hora troque de lugar – por exemplo, passe da sala para a varanda.

Em seu escritório ou em sua escrivaninha

☐ Na hora do almoço, faça sua refeição longe da escrivaninha.

☐ Fique em pé enquanto você lê no trabalho.

☐ Caminhe ou fique em pé ao falar ao telefone. Você pode usar um fone de ouvido, se isso for mais fácil ou permitir maior liberdade de movimentos.

☐ Nas reuniões, fique em pé em vez de se sentar na mesa de conferência.

☐ Para pequenas reuniões com uma ou duas pessoas, agende ou sugira uma reunião para trocar ideias durante uma caminhada.

202 Comer Intuitivo – exercícios práticos

☐ Afaste a lixeira da sua mesa, para que, se for preciso usá-la, você tenha que se levantar e caminhar até ela.

☐ Ajuste o alarme em seu computador para lembrá-lo de se levantar e movimentar o corpo com mais frequência.

☐ Considere ter uma mesa com pés ajustáveis. Isso permitirá que você trabalhe em diferentes alturas, desde a posição sentada até em pé.

Transporte

☐ Em um avião, de hora em hora levante-se do seu assento e se alongue; ou caminhe ao longo do corredor.

☐ Em um trem ou ônibus, se for possível, desça um ponto antes do seu destino e caminhe.

☐ Se estiver usando serviço de táxi ou carro, por exemplo, Uber, desça um quarteirão antes do seu destino e caminhe.

Em busca de atividades prazerosas

Um corpo de pesquisas cada vez mais significativo revela que conseguir ter prazer com a atividade física pode ser um dos fatores mais importantes para que as pessoas persistam consistentemente na prática do exercício físico, em vez de se concentrar nas clássicas "medidas" de frequência, intensidade e duração (Parfitt, Evans e Eston, 2012; Ekkekakis, Parfitt e Petruzzello, 2012; Petruzzello, 2012; Segar, Eccles e Richardson, 2011). Este conceito – do envolvimento em atividades de que gostamos ou que nos dão mais energia, ou ainda, que melhoram o nosso humor – tem base na Teoria hedônica da motivação. Essencialmente, essa teoria afirma que as pessoas vão repetir atividades com as quais se sentem bem. Por outro lado, atividades que causam dor ou desconforto diminuirão ou passarão a ser evitadas. Essa é uma pesquisa bem-vinda, pois contradiz a crença popular de que as pessoas devem ser coagidas a praticar atividade física em nome da saúde.

Com demasiada frequência, as pessoas vêm sendo persuadidas a desconsiderar as mensagens de advertência do corpo com expressões como *"tem que aguentar!"* ou *"sem dor não há resultados!"*. Essa situação pode levar a uma desconexão significativa, por incentivar a dor e minimizar as mensagens que o corpo está nos enviando. Assim como a dieta nos ensina a ignorar aquilo que o nosso corpo deseja e precisa, esses velhos padrões de exercício físico apenas nos afastarão da sabedoria de nosso corpo. Lembre-se: só você pode saber como seu corpo está se sentindo.

Deixe seu corpo guiá-lo: o exercício intuitivo

Prestar atenção em como seu corpo se sente durante e após sua movimentação é uma maneira importante de descobrir atividades agradáveis. O exercício intuitivo valoriza sua atenção na forma como seu corpo está se sentindo – sem julgamento crítico, comparação ou competição. É uma atividade que promove a sintonia e que consiste em quatro componentes (Calogero e Pedrotty, 2007):

- Revigora, em vez de esgotar ou exaurir.
- Aprimora a conexão mente-corpo.
- Alivia o estresse, em vez de aumentá-lo.
- Proporciona prazer e alegria genuínos.

Quanto mais você puder ficar em sintonia com as sensações do seu corpo durante a atividade física (isto é, não apenas pensar nas sensações, mas realmente *senti-las*), mais isso poderá ajudá-lo a cultivar a consciência interoceptiva (sua percepção das sensações físicas vindas do interior de seu corpo). Durante o exercício, você poderá perceber sensações como a intensidade e o ritmo da respiração, a velocidade e a força do batimento cardíaco, a tensão e o relaxamento musculares e o empenho ou esforço percebido em geral. Quanto mais você ouvir o seu corpo, mais ele ampliará a sua capacidade de ouvi-lo – e isso também fará com que você amplie a sua consciência interoceptiva em outras áreas, como perceber a fome e a saciedade. Pense nisso tudo como uma forma de treinamento cruzado para sua conexão mente-corpo – com todas as áreas conectadas e interdependentes.

Explore como a busca por atividades prazerosas pode afetar você

1. Como a prática de atividades físicas realizadas por prazer e alegria afetaria

A. sua vontade de ser ativo?

_____

_____

B. a seleção do tipo de atividade em que você se envolve, sobretudo se você sente que está fora de forma?

_____

_____

C. a seleção do ambiente onde você se exercita – com outras pessoas ou sozinho, em público ou em privado, ao ar livre ou em uma academia?

_____

_____

2. Como seria uma atividade física agradável para você, durante e após o exercício?

_____

_____

_____

_____

3. De que modo a ênfase em atividades revigorantes, em vez de exaustivas ou esgotantes, afetaria sua escolha e frequência de exercícios?

_____

_____

_____

_____

Benefícios e obstáculos à atividade física

Benefícios da atividade física

Embora a maioria das pessoas tenha conhecimento dos inúmeros benefícios para a saúde obtidos com a prática do exercício físico, essa é uma ideia tão generalizada que talvez perca sua relevância específica para você. Nesta seção, revisaremos brevemente os benefícios obtidos com a prática da atividade física em duas partes: diminuição do risco de doenças e obtenção de melhor qualidade de vida.

Benefícios para a saúde com a prática da atividade física

Revise a tabela dos benefícios para a saúde com a prática da atividade física, a seguir. Na primeira seção, _Diminui os riscos para a saúde_, marque a caixa ao lado para qualquer doença e condição clínica ocorrida em seu histórico familiar (pais, avós e irmãos). Na seção seguinte, _Melhora a qualidade de vida_, faça um círculo em volta dos benefícios que sejam significativos para você.

Diminui os riscos para a saúde	
☐ Declínio cognitivo	☐ Resistência à insulina
☐ Câncer de colo	☐ Câncer de pulmão
☐ Depressão	☐ Osteoporose e fraturas ósseas
☐ Câncer de endométrio	☐ Morte prematura
☐ Doença cardíaca	☐ Acidente vascular cerebral
☐ Hipertensão	☐ Diabetes tipo 2
Melhora a qualidade de vida	
Qualidades de longo prazo, que levam tempo para serem percebidas	*Qualidades de curto prazo, que você notará no dia a dia*
Densidade óssea	Força
Massa cinzenta do cérebro	Equilíbrio
Cognição e memória	Humor
Microbiota intestinal	Energia
Sinais de saciedade	Regulação do apetite
Massa magra	Tolerância ao estresse
Circulação cardiovascular	Qualidade do sono

Explore os benefícios da atividade física para que sua vida melhore em curto prazo

Nesta seção, vamos nos concentrar nos benefícios de curto prazo mais perceptíveis decorrentes da prática do exercício físico, isto é, as coisas que geralmente fazem com que você se sinta bem. Com base nas informações da tabela acima, responda às seguintes perguntas.

Descreva dois benefícios de curto prazo gerados pela prática do exercício físico que o atraiam.

_____

_____

De que modo a seleção de uma atividade com base nos benefícios realmente *percebidos* (p. ex., melhora de energia, humor, força ou sono) afetaria sua qualidade de vida no dia a dia? Por exemplo, como você seria afetado pelo resto do dia (ou durante a noite) por se sentir com mais energia depois de uma atividade física.

_____

_____

Obstáculos à prática de exercício físico

Apesar dos já conhecidos benefícios da atividade física para a nossa saúde, a inatividade é um problema crescente em todo o mundo. A Organização Mundial da Saúde (2010) publicou um dado assustador: a inatividade é a quarta principal causa de morte – cerca de 3,2 milhões de mortes a cada ano são atribuídas à pouca atividade física.

Mesmo que você seja daqueles que valorizam pessoalmente os benefícios do exercício físico e deseje de verdade ter uma vida ativa, possivelmente haverá obstáculos a serem superados – alguns dos quais podem vir de sua fase de crescimento, e em como você passou pela experiência de praticar jogos ou esportes. Talvez você tenha sido ridicularizado ou até vítima de *bullying* ao se exercitar – e essa situação pode ter feito com que você despreze qualquer atividade física. Ou talvez você esteja às voltas com seus problemas atuais, como uma agenda muito exigente com relação a escola, filhos, trabalho ou uma combinação de tais desafios. Para que você supere esses obstáculos à prática do exercício físico, é importante entendê-los e criar estratégias com o intuito de superar tais barreiras, de modo que a atividade física se torne parte integrante de sua vida.

Avaliação dos obstáculos ao exercício físico

Revise as perguntas na tabela a seguir e marque as que se aplicam à sua situação.

Sim	Perguntas
	Bullying, punição ou pressão
	1. Exercícios físicos já foram usados como punição (p. ex., ser forçado a dar voltas em torno da quadra ou a fazer flexões por mau comportamento)?
	2. Você foi ridicularizado por ser descoordenado?
	3. Você era o último a ser escolhido para as equipes?
	4. Você já foi forçado a se exercitar para perder peso?
	Mentalidade de dieta e inflexibilidade de pensamentos
	5. Você faz exercícios como compensação por ter comido determinado alimento, por exemplo, uma sobremesa?
	6. Você acha que precisa ter o corpo ou peso "certo" para se exercitar?
	7. Você acha que a atividade física só funcionará se suar e queimar muitas calorias?
	8. Para você, perder peso é o objetivo principal do exercício físico?

(continua)

(continuação)

Sim	Perguntas
	9. Você costuma se exercitar apenas ao começar uma nova dieta?
	10. As metas que você estabeleceu são pouco realistas, sendo um pretexto apenas para desistir da atividade física?
	Problemas de tempo, agenda e clima
	11. Você acha que não tem tempo suficiente para se exercitar?
	12. Seu trabalho exige que você viaje muito?
	13. Tem muitas obrigações familiares, sobrando pouco tempo livre para você?
	14. O clima afeta sua capacidade de se exercitar ao ar livre?
	Confiança, condições e equipamentos
	15. Você não confia em sua capacidade de ser fisicamente ativo?
	16. Sofreu alguma lesão ou tem algum problema de saúde ou condição (inclusive idade) que o está impedindo de fazer o que costumava fazer?
	17. Você tem medo de se machucar?
	18. Sente-se muito cansado para se exercitar?
	19. Acha que não tem roupas confortáveis para usar nas suas atividades físicas?

Explore os obstáculos ao exercício

Selecione os obstáculos que representam para você as maiores barreiras à atividade física. Descreva o que você pode fazer para superar cada obstáculo.

Primeiro obstáculo:

_____

_____

Solução:

_____

_____

_____

208   Comer Intuitivo – exercícios práticos

Segundo obstáculo:

_____

_____

Solução:

_____

_____

_____

O que é preciso para que você torne a atividade física uma prioridade inegociável em sua vida? Leve em conta como você está se saindo no autocuidado e no estabelecimento de limites.

_____

_____

_____

_____

Superando os obstáculos: importância de um ambiente *body positive* (aceitação corporal)

Se você não se sentir à vontade para explorar sozinho uma nova atividade ou condicionamento físico, ajudará muito contar com os serviços de um *personal trainer* qualificado ou de uma academia que tenha atividades orientadas para grupos. Mas muitas pessoas se sentem deslocadas na academia; simplesmente sentem que não são bem-vindas. Para piorar essa situação, algumas academias e aulas se concentram na perda de peso, não em proporcionar prazer, força e energia.

Felizmente, cada vez mais a indústria *fitness* vem reconhecendo a importância de uma atitude positiva com relação ao corpo, o que ficou evidenciado pela organização americana Body Positive Fitness Alliance (BPFA). A BPFA exige que as corporações e membros afiliados tenham treinamento em (e cumpram) seus sete pilares de condicionamento físico positivo, com o objetivo de facilitar o acesso e a disponibilidade das pessoas à atividade física, além de torná-la divertida. Além disso, a BPFA promove uma comunidade efetiva que conta com profissionais que atuam dentro de sua área e que estão focados na busca da saúde plena e da positividade física. Acreditamos que esses pilares são revolucionários; por isso nossa sugestão é que as pessoas procurem por essas qualidades no seu ambiente de *fitness* ou em seu *personal trainer*.

Princípio 9 | Movimentar-se – sentindo a diferença **209**

Os sete pilares da Body Positive Fitness Alliance*

1. *Acessibilidade.* Opto por oferecer um ambiente onde as pessoas, qualquer que seja o seu estilo de vida, possam entrar e movimentar seus corpos sem ter preocupações com relação à própria aparência enquanto estão se exercitando.
2. *Disponibilidade.* Opto por eliminar quaisquer elementos intimidantes deste espaço. Entendo a diferença entre intimidar e desafiar.
3. *Prazer.* Eu me dedico ao fato de que as pessoas ficam motivadas ao sentirem que fazem parte de uma comunidade na qual podem dar o melhor de si e também se divertir!
4. *Comunidade.* Construí uma comunidade livre de egos e plena de cordialidade. Ensinei aos meus membros que "se encaixar" nada tem a ver com a aparência física. Ao entrarem em nossa casa, as pessoas passam a ser membros da nossa família. Comemoramos juntos os sucessos uns dos outros, apoiamo-nos mutuamente quando alguém está por baixo e não admitimos julgamentos críticos.
5. *Limites da prática.* Admito que ser um profissional de *fitness* não significa necessariamente ser um profissional de nutrição, profissional de saúde mental nem *coach* para a saúde em geral. Encaminho meus clientes para profissionais especializados em outras áreas quando suas necessidades estão fora dos limites da minha prática. Posso identificar e valorizo a ciência baseada em evidências. Minha prática é orientada por métodos estudados e devidamente comprovados.
6. *Saúde plena.* Persisto na crença de que a saúde deve ser mental, física e emocional, em partes iguais. O equilíbrio é a chave para a saúde; e qualquer dessas partes não poderá prosperar se outra parte estiver deficiente.
7. *Positividade corporal.* Acredito em valorizar e comemorar o que cada um de nós pode realizar, em lugar da aparência física. Compreendo os prejuízos causados às pessoas, ao serem incentivadas a ser menos volumosas. E sou simpático ao fato de que cada pessoa é única em termos de sua forma e corpo; e a forma ou tamanho de uma pessoa não indica necessariamente sua força, resistência e condicionamento geral, nem sua saúde. Entendo que a felicidade não depende do tamanho, e que uma boa forma não tem a ver com o "visual".

*Reproduzido com permissão de Body Positive Fitness Alliance.

Descubra as atividades físicas que lhe são prazerosas

Nesta seção, você explorará atividades físicas para experimentá-las, aprenderá a determinar qual a frequência e duração ideais do exercício físico e monitorará a forma como o seu corpo se sente – certamente com ênfase no prazer.

Começando

Considere os fatores a seguir; eles o ajudarão a fazer com que a atividade física passe a ser parte agradável de sua vida.

1. Quais são as suas preferências?

☐ Exercitar-se sozinho ou ☐ com um grupo de pessoas
☐ Fazer os exercícios dentro de casa ou ☐ ao ar livre

2. Atualmente, qual é o seu nível de condicionamento físico?

_____

3. Levando em conta o seu atual nível de condicionamento físico, que tipo de atividade você teria mais prazer em explorar?

_____

_____

4. Como você quer se sentir após a atividade física? Calmo ou energizado?

_____

_____

Planilha de atividades físicas

Analise a relação de atividades físicas na planilha a seguir. As cinco colunas do meio indicam diferentes aspectos das atividades – se tipicamente a atividade é praticada como um jogo, se é um exercício individual e/ou em grupo e se ela é feita em ambientes fechados e/ou ao ar livre. Na coluna da direita, avalie seu interesse em explorar cada exercício, dando notas de 0 a 10, em que 0 significa "não estou interessado" e 10 "estou muito interessado".

Atividade	Jogo	Individual	Grupo	Espaço fechado	Ao ar livre	Interesse (0-10)
Badminton	X		X	X	X	
Basquete	X		X	X	X	
Ciclismo		X	X	X	X	
Pegar jacaré		X	X		X	
Bodyboard		X	X		X	
Esqui _cross-country_		X	X		X	

(continua)

(continuação)

Atividade	Jogo	Individual	Grupo	Espaço fechado	Ao ar livre	Interesse (0-10)
Dança				X		
Balé		X	X	X		
Dança de salão			X	X		
Clube			X	X		
Hip-hop			X	X		
Jazz			X	X		
Pole dance			X	X		
Vídeos do YouTube		X		X		
Zumba			X	X		
Queimada	X		X		X	
Jardinagem		X			X	
Ginástica				X		
Acrobacias				X		
Aros ou faixas para acrobacias aéreas				X		
Saltos mortais e piruetas				X		
Girotônico (fluidez de movimentos)		X	X	X		
Handebol	X		X	X	X	
Caminhada		X	X		X	
Bambolê		X		X	X	
Patinação no gelo		X	X	X	X	
Pular corda		X	X	X	X	
Caiaque		X	X		X	
Kickboxing			X	X		
Artes marciais		X	X	X		
Capoeira		X	X	X		
Karatê		X	X	X		
Kung fu		X	X	X		
Jiu-jítsu		X	X	X		
Defesa pessoal		X	X	X		
Tae kwon do		X	X	X		
Tai chi		X	X	X		
Paintball	X		X		X	

(continua)

212 Comer Intuitivo – exercícios práticos

(continuação)

Atividade	Jogo	Individual	Grupo	Espaço fechado	Ao ar livre	Interesse (0-10)
Pilates		X	X	X		
Pingue-pongue	X		X	X	X	
Brincar com o cachorro		X		X	X	
Brincar com os filhos	X		X	X	X	
Queimada	X		X		X	
Esconde-esconde	X		X	X	X	
Saltar com uma perna	X		X		X	
Escalada em rocha		X	X	X	X	
Andar de patins ou patinar no gelo		X	X	X	X	
Correr		X	X	X	X	
Velejar		X	X		X	
Andar de skate		X	X	X	X	
Esquiar		X	X		X	
Snowboard		X	X		X	
Futebol	X		X		X	
Surfe de *stand-up*		X	X		X	
Surfe		X	X		X	
Natação		X	X	X	X	
Tênis	X		X		X	
Trampolim		X	X	X	X	
Videogame	X	X	X	X	
Dance Dance Revolution	X	X	X	X	
Wii Fit	X	X	X	X	
Wii Tennis	X	X	X	X	
Just Dance	X	X	X	X	
Outros	X					
Vôlei	X		X	X	X	
Wakeboard		X	X		X	
Andar		X	X	X	X	
Levantamento de peso		X	X	X		
Localizada			X	X		

(continua)

(continuação)

Atividade	Jogo	Individual	Grupo	Espaço fechado	Ao ar livre	Interesse (0-10)
Circuito de exercícios com peso		X	X	X		
Pesos livres		X	X	X		
Ioga		X	X	X	X	

Explore as atividades físicas

1. Faça uma relação das atividades às quais você atribuiu nota 7 ou superior com relação ao seu interesse em explorar. Em seguida, faça um círculo em torno das três principais atividades que você gostaria de experimentar. (Observe que, se nenhuma das atividades lhe foi atraente o bastante para merecer uma nota igual ou acima de 7, liste algumas atividades que você possa tolerar.)

2. Do que você precisa para começar a se movimentar? Leve em conta sua agenda, use roupas e sapatos confortáveis, separe o equipamento e faça um *check-up* com o seu médico.

_____

_____

_____

_____

3. Do que você precisa para manter as suas expectativas em um plano realista, sobretudo se estiver fora de forma ou tentando uma nova atividade, principalmente no caso de uma que exija prática, a fim de que possa desenvolver as novas habilidades?

_____

_____

_____

_____

Qual a quantidade de atividade e com que frequência?

Fazer alguma atividade física é melhor do que não fazer nada.

– Organização Mundial da Saúde

Nesta seção, exploraremos a quantidade de atividade em que você deve se empenhar semanalmente; mas mesmo agora, enquanto você está lendo, é importante ter sempre presente a orientação da Organização Mundial da Saúde: qualquer atividade é melhor que nenhuma atividade. Quando se trata dos benefícios cumulativos para a saúde resultantes da prática da atividade física, mesmo sessões curtas de apenas dez minutos serão benéficas para a sua saúde cardiovascular (Organização Mundial da Saúde, 2010). Não use as metas de exercícios recomendadas (e discutidas logo em seguida) como pretexto para se culpar, se atualmente você não estiver à altura das orientações. É importante que você comece a partir do ponto em que está, com atividades confortáveis.

Quantos minutos de atividade por semana?

As metas a seguir são recomendadas tanto pela OMS como pela *Physical Activity Guidelines for Americans* (Normas de atividade física para os norte-americanos) para adultos de 18 a 64 anos.[1]

---

[1] N.R.C.: Brasil. Ministério da Saúde. Secretaria de Atenção Primária à Saúde. Departamento de Promoção da Saúde. Guia de Atividade Física para a População Brasileira [recurso eletrônico] / Ministério da Saúde, Secretaria de Atenção Primária à Saúde, Departamento de Promoção da Saúde. Brasília: Ministério da Saúde; 2021. 54 p.

- Ter como objetivo a prática de 75 a 150 minutos de atividade física por semana, dependendo do grau de intensidade da atividade: se moderada ou vigorosa (ver a próxima seção para mais detalhes).
- Certificar-se de incluir pelo menos duas atividades semanais para fortalecimento dos músculos, como parte do tempo total empregado na atividade física. (Exemplos desses tipos de atividade: algumas modalidades de ioga e levantamento de pesos.)

Se você já passou dos 65 anos, siga as mesmas orientações, mas com uma recomendação extra para pessoas com pouca mobilidade: pratique atividades que melhorem o seu equilíbrio e ajudem a evitar quedas com um mínimo de três dias por semana.

Esforço ou intensidade

Geralmente, *intensidade* refere-se ao grau de esforço que você dedica a uma atividade, o que pode variar de pessoa para pessoa. Uma maneira de avaliar esse esforço é usar uma escala de esforço de 0 a 10, onde ficar sentado equivale a 0 e o maior esforço possível recebe um 10.

A *atividade de intensidade moderada* requer um nível médio de esforço, cerca de 5 ou 6 na escala de esforço. Um esforço nesse nível gera um aumento perceptível nas frequências respiratória e cardíaca. Exemplos desses tipos de atividades são a jardinagem em geral e as caminhadas. Tenha como meta 150 minutos semanais para esses tipos de atividade.

A *atividade vigorosa* recebe uma pontuação de 7 ou 8 nessa escala, produz aumento significativo nas frequências respiratória e cardíaca e geralmente provoca transpiração. São exemplos: tênis, corrida moderada e caminhadas em terrenos irregulares ou montanhosos. Se você se dedica a esses tipos de atividade, pelo menos procure reservar 75 minutos ao longo da semana para sua prática.

Uma regra geral é que dois minutos de atividade com intensidade moderada equivalem a um minuto de atividade com intensidade vigorosa (USDHHS, 2008). Portanto, trinta minutos de atividade com intensidade moderada equivalem a aproximadamente quinze minutos de atividade vigorosa.

Guia de planejamento da atividade física

Quando você já estiver explorando algo como 75 a 150 minutos de atividade física por semana, perceberá que esta é uma tarefa surpreendentemente administrável. Leve em conta as suas obrigações habituais e use a grade de planejamento semanal a seguir, para definir, nos limites da sua realidade, as ocasiões e quantidades de atividades a serem praticadas.

	Minutos-alvo por semana	2ª feira	3ª feira	4ª feira	5ª feira	6ª feira	Sábado	Domingo
Exemplo: Moderada	*150*		*10 minutos de caminhada*	*10 minutos de caminhada*	*10 minutos de caminhada*		*60 minutos na aula de ioga*	*60 minutos de jardinagem*
Exemplo: Vigorosa	*75*	*20 minutos de caminhada moderada*		*20 minutos de caminhada acelerada*		*20 minutos de caminhada em terreno acidentado*		*15 minutos de pesos*
Semana 1								
Semana 2								
Semana 3								
Semana 4								

Monitore como você se sente

É importante que você preste atenção em como se sente durante e após a atividade – isso o ajudará a prevenir lesões e, além disso, também o ajudará a se concentrar na sensação de prazer durante a prática da atividade e nos benefícios resultantes da movimentação do seu corpo (como a melhora no humor e na sua vivacidade). Examine o registro diário a seguir: ele é uma ferramenta valiosa, que o ajudará a monitorar esses fatores. Nas colunas à esquerda, registre a data, sua atividade e duração. Nas colunas centrais, faça anotações sobre como você se sente durante e após a atividade. Durante a prática da sua atividade, fique atento à intensidade de sua respiração, em como você está sentindo seus músculos (p. ex., relaxados, tensos ou doloridos) e a percepção geral de seu empenho aplicado na realização da atividade. Em seguida, reflita sobre a atividade: ela foi agradável, desagradável ou neutra? Terminado o exercício, reflita sobre os efeitos físicos menos diretos decorrentes da atividade – ela melhorou seu estado de alerta, seu humor ou os níveis de estresse? Provavelmente alguns desses efeitos você sentirá imediatamente; outros, mais tarde – esses efeitos podem persistir por muito tempo ou podem ser passageiros. A coluna da direita está reservada para outros comentários que você queira registrar sobre a atividade.

Diário de atividades: atividade física incorporada

Data	Atividade	Duração (minutos)	Como você se sentiu...						Comentários
			Durante a atividade?			Depois da atividade?			
			Agradável	Desagradável	Neutro	Estado de alerta	Humor	Estresse	

Reflexão sobre seu diário de atividades

Depois de ter completado alguns dias desse diário, faça uma revisão e responda às seguintes perguntas.

Durante sua atividade, de que modo seu esforço percebido e a intensidade de sua respiração afetam o prazer de sua experiência em geral?

Qual é a diferença entre a sensação de se sentir revigorado, em vez de se sentir exausto e esgotado por ter praticado determinada atividade?

Se você acha que sua atividade foi desagradável, o que poderia ser feito para aumentar o seu prazer? Leve em conta a intensidade de seu esforço, suas expectativas e se você estava competindo consigo mesmo ou com outros. Considere também outros fatores, como ter dormido o suficiente na noite anterior, a frequência com que você pratica a atividade e também o ambiente onde ocorreu sua atividade.

Depois de concluída a atividade, que tendências gerais você notou sobre seu humor, estado de alerta e nível de estresse?

Você notou outro benefício qualquer, por exemplo, estar com mais vontade de enfrentar o seu dia, ou qualquer melhora na qualidade do seu sono?

A princípio, talvez você não perceba nenhuma tendência de melhora no seu bem-estar geral. Mas saiba que deverão transcorrer aproximadamente doze semanas até que você conquiste o efeito fisiológico de movimentar consistentemente o seu corpo.

Você está se exercitando demais

Na maior parte deste capítulo conversamos sobre como superar a falta de atividade física, mas também é importante identificar se você excedeu os seus limites e partiu para uma busca pouco saudável pela prática compulsiva de exercícios – o que também pode ser um sinal de transtorno alimentar. Na tabela a seguir você encontrará alguns sinais de alerta que devem ser levados em conta. Na coluna "Sim", marque com um X as afirmações que se aplicam ao seu caso.

Sim	Sinais de alerta
	Você continua a praticar exercício mesmo se estiver doente.
	Você se sente culpado se "pular" um dia de exercício.
	Deixa de participar de atividades com amigos, por exemplo, andar de bicicleta ou passear, porque lhe parece perda de tempo (ou seja, você acha que a atividade não é suficientemente vigorosa para contar como exercício).
	Você aumenta o volume de seu exercício se achar que comeu demais, ou se consumiu alimentos ricos em calorias.
	Fica inquieto ou irritado se tirar um dia de folga ou tentar diminuir sua carga de exercício.
	Você se exercita por mais tempo do que o planejado no início.
	Mente para amigos e familiares, com o intuito de esconder a quantidade de tempo que gasta se exercitando.
	Você sente necessidade de se exercitar cada vez mais para se sentir bem.
	Para se exercitar, você se recusa a sair ou se envolver em outras atividades sociais.
	Você sofre abstinência se não se exercitar; por exemplo, sente-se ansioso ou deprimido.
	Teme que, se parar de se exercitar, não poderá mais retornar aos exercícios físicos.
	Acredita que é preciso sentir dor para obter ganhos com o exercício (você é fiel ao mantra "sem dor, não há resultados").
	Você se exercita demais para perder peso.

© 2017 Evelyn Tribole/New Harbinger Publications.

Se você perceber que está se exercitando demais, então é importante que ouça o seu corpo, não as regras de exercícios físicos saídas da sua mente. Isso pode significar que você deve suprimir algum tempo de treino e deixar que seu corpo se recupere. Lembre-se: você não vai perder a forma se pular alguns treinos, mas poderá adoecer ou se lesionar se não fizer uma pausa. O processo de recuperação do excesso de exercício é parecido com o da recuperação de uma mentalidade de dieta. Talvez haja necessidade de consultar um especialista em transtornos alimentares.

Resumo

Embora seja importante que você crie o hábito de movimentar regularmente seu corpo e que evite ficar sentado por longos períodos, é ainda mais importante ouvir o seu corpo. Isso pode significar que você deve dar um tempo nas atividades físicas se estiver doente, lesionado ou privado de sono. Tudo bem – dessa forma, você se manterá saudável e mais inclinado a ter um envolvimento consistente com a atividade física – o que é essencial no panorama geral da sua vida.

CAPÍTULO 10

Princípio 10
Honrar a sua saúde com uma nutrição gentil

Faça escolhas alimentares que honrem a sua saúde e o seu paladar e que, ao mesmo tempo, permitam com que você se sinta bem. Lembre-se de que você não precisa ter uma alimentação perfeita para ser saudável. Certamente você não sofrerá deficiência de nutrientes de uma hora para outra nem ganhará peso por causa de um lanche, uma refeição ou um dia de alimentação. O que importa é o que você come consistentemente ao longo do tempo. O que conta é o progresso, não a perfeição.

Você chegou ao último capítulo deste livro – essa é uma façanha e tanto! Foram muitas as horas nas quais você questionou velhas crenças, suposições e fantasias. E observou seus comportamentos, pensamentos e sentimentos. Você fez as pazes com a comida, comprometeu-se a jamais fazer outra dieta, aprendeu a descobrir quais alimentos realmente sente vontade de comer e do que *realmente precisa* quando quer comer mas está sem fome. Você praticou modos de honrar a sua fome e de sentir sua saciedade. Tolerou sentimentos de tristeza nos momentos em que devia parar de se deliciar com uma refeição saborosa e fortaleceu seus "músculos emocionais" para chegar a um acordo com os seus sentimentos. Também aumentou o respeito e apreço por seu corpo e por tudo o que ele pode fazer por você. Você foi capaz de encontrar um modo de fazer a movimentação do seu corpo retornar ao seu dia a dia, de maneira alegre e saudável. Temos certeza de que você está orgulhoso por todo o trabalho realizado.

Agora você deve cumprir uma última tarefa – descobrir se está pronto para enfrentar o mundo da nutrição, sempre em constante mudança, e como fazer com que ele funcione em sua vida. Temos uma boa razão para incentivar você a honrar a sua saúde com uma nutrição gentil, que é o décimo e último princípio. Se concentrar na nutrição, no início dessa caminhada, pode ter, de certa forma, sabotado sua capacidade de questionar o conceito de alimentos "bons" e "ruins". Por isso, foi importante que você aprendesse a considerar os alimentos como *emocionalmente equivalentes*, para que realmente pudesse entrar em sintonia sobre quais alimentos lhe dão mais satisfação e fazem você se sentir bem em seu corpo. Felizmente, a partir deste momento, você está apto a ampliar esse conhecimento para as escolhas dos alimentos que você pode incluir em seu mundo e, com isso, ser presenteado com uma boa saúde.

Em geral, o desejo de incluir alimentos nutritivos em sua vida gastronômica evolui naturalmente com base na competência adquirida nos demais princípios. Logo que as pessoas rejeitam a mentalidade de dieta e fazem as pazes com a comida, muitas vezes elas comentam que nem mais conseguem olhar para certos alimentos que deviam obrigatoriamente consumir durante a dieta. Comidas como saladas, maçãs, queijo *cottage*, brócolis e peito de frango grelhado sem pele agora se situam nos últimos lugares de uma escala pessoal de atratividade e satisfação. Mas, à medida que você faz as pazes com a comida e tem a certeza de que nunca mais vai fazer dieta, um fenômeno estranho acontece. Em vez de sonhar com algodão-doce, batatas fritas ou barras de chocolate, depois de passados apenas alguns meses as pessoas começam a desejar, de verdade, a salada ou a maçã que eram consideradas repulsivas para elas.

Qual é a causa desse fenômeno? Trata-se do paradoxo do Comer Intuitivo. Como resultado da permissão incondicional para comer qualquer alimento, e também em decorrência da habituação e da saciedade sensorial específica, desaparece a ansiedade que acompanha o ato de comer uma comida proibida ou que está sujeita a limitações. Os alimentos que outrora você comia com culpa e sem pensar jamais alcançaram esse nível de habituação, e suas papilas gustativas nunca perceberam que simplesmente a comida não era tão saborosa como no início. Mas, tão logo você tenha total permissão para comer qualquer comida, esses alimentos proibidos perdem importância e já não são mais aquela delícia inatingível que permanentemente o enlouquece de desejo. Em consequência, abre-se a porta para que você queira experimentar alimentos que foram deixados para trás ou que foram rejeitados.

Neste capítulo, você praticará exercícios que:

- Explicarão e avaliarão a *congruência nas suas escolhas alimentares.*
- Ajudarão você a avaliar o seu equilíbrio entre alimentos nutritivos e *guloseimas.*
- Ajudarão você a refletir sobre o impacto que a nutrição pode ter na sua saúde e nas suas escolhas alimentares.
- Examinarão o significado da *saúde autêntica* e o ajudarão a descobrir se você já alcançou esse estado.
- Explorarão sua sabedoria alimentar.
- Cultivarão sua capacidade de consumir quantidades suficientes de comida para a obtenção de energia e bem-estar.
- Explorarão a correlação entre nutrição e satisfação.

Congruência na escolha corpo-comida

Esta parte do Comer Intuitivo surgirá depois que você já tiver adotado os nove primeiros princípios. A congruência na escolha corpo-comida reflete o princípio da nutrição gentil, com uma diferença importante: essa congruência é também uma forma de consciência interoceptiva. É um componente tão importante que foi acrescentado à atualização da Escala do Comer Intuitivo (Tylka e Kroon Van Diest, 2013). A congruência na escolha corpo-comida reflete a maneira como os alimentos são percebidos dentro do seu corpo – isto é, como o ato de comer determinado alimento ou refeição faz você se sentir. Essa consciência interna promove uma mudança em seu processo decisório sobre o que vai comer, ultrapassando os desejos expressos por suas papilas gustativas. Isso significa que a língua não é a única parte do corpo que honramos ao fazer nossas escolhas alimentares.

Todo esse conhecimento prepara o terreno para que você tenha mais autocuidado com uma Nutrição Gentil. Trata-se de fazer escolhas alimentares baseadas na saúde e no funcionamento do corpo, mas também levando em conta o seu prazer. Para tanto, suas escolhas alimentares devem ser feitas para que você se sinta melhor e aumente a energia e o desempenho físico. Aqui não se trata de ignorar as suas papilas gustativas. A satisfação é sempre a força motriz para o sucesso do Comer Intuitivo. Você somente terá satisfação e prazer em comer quando estiver pronto para escolher alimentos que agradam ao seu paladar e lhe proporcionam alegria. Mas esse não é mais o único fator a ser levado em consideração. Nas suas escolhas alimentares, a forma como seu corpo se sente e funciona passa a ser igualmente importante e, de fato, quando você está se sentindo bem, o resultado é ainda mais satisfação ao comer. Não importa se determinada comida é extremamente saborosa; se você se sentir mal depois de comê-la, toda a sua experiência terá sido malsucedida, resultando em menos satisfação pessoal.

A congruência na escolha corpo-comida se reflete em muitos tipos de comentários:

- Gostaria de ter mais energia e resistência.
- Quero engravidar na certeza de que estou alimentando meu bebê com tudo de que ele precisa para crescer adequadamente e com saúde.
- Às vezes fico com fome cedo demais. Posso esperar um pouco, se mudar um pouco a minha escolha de alimentos.
- Acho que não estou comendo uma quantidade suficiente de alimentos nutritivos.
- Não como salada há muito tempo; agora estou desejando uma salada bem bonita.
- Na verdade, eu gostaria de me sentir melhor.

A seguir estão algumas perguntas para você se fazer quando estiver pronto para identificar a congruência na escolha corpo-comida. Realize essa prática em uma situação em que esteja com pouca fome, pensando no que gostaria de comer. À medida que for considerando cada opção de comida que seja atrativa para você, trabalhe com as perguntas abaixo.

No passado, enquanto eu comia essa comida, de que modo ela influenciava as sensações do meu corpo?

_____

_____

_____

Eu gostava dessas sensações?

_____

_____

_____

Como me sentia depois de comer?

_____

_____

Será que eu gostaria de me sentir assim novamente?

_____

_____

_____

Essa comida ou refeição me dava energia duradoura e sustentável?

_____

_____

As mensagens do seu corpo

Procure ouvir como você se sente fisicamente depois de comer os alimentos selecionados. Seu corpo lhe dirá o que funciona e o que não funciona para você. Determinado alimento pode parecer ótimo, mas faz você ficar sonolento ou causa problemas no seu estômago, ou, ainda, provoca rápida queda nos níveis de açúcar no sangue. É importante considerar cuidadosamente todos esses fatores e não simplesmente atender exclusivamente às necessidades do seu paladar.

226 Comer Intuitivo – exercícios práticos

Depois de comer, considere as seguintes perguntas:
Como meu corpo se sentiu depois de comer esse alimento ou refeição? Eu gostei dessa sensação?

_____

_____

Houve algum efeito prejudicial com esta minha refeição – por exemplo, gases ou inchaço excessivo, dor de estômago, dor de cabeça ou cansaço? Quero mesmo passar de novo por esse sofrimento?

_____

Senti que fiquei com mais energia depois de comer?

_____

Senti que a minha refeição me trouxe saciedade? Minha refeição ou lanche me manteve sem fome por tempo suficiente ou a fome voltou muito rápido?

_____

Em geral, meus padrões alimentares estão funcionando bem para mim ou há alguns ajustes que devem ser feitos?

_____

_____

Tenha sempre em mente que o Comer Intuitivo é uma interação dinâmica de instinto, emoção e pensamento. Se você tiver que recorrer de vez em quando ao seu pensamento racional, utilize-o para ajudá-lo a superar obstáculos em sua alimentação (p. ex., alguma alteração nos sinais de fome ou nas suas escolhas alimentares em razão de doenças ou emoções). Mas lembre-se também de abordar esse objetivo com aquela mentalidade: *na maioria das vezes*. Às vezes podem ocorrer mudanças em seus sinais de fome, em seus desejos e em outros sinais emitidos por seu corpo; e será benéfico se você optar por agir de acordo com essas mudanças, sem ignorá-las. Isso faz parte de ser um Comedor Intuitivo!

Guloseima *versus* comida nutritiva

Com frequência as pessoas usam o termo "porcaria" (*junk food*) quando se referem a alimentos que consideram ter valor nutritivo inferior. Mas, quando você pensa em "porcaria", o que vem logo à sua cabeça? Talvez você pense que isso significa alguma coisa que deve ser jogada na lata de lixo ou algo inútil, sem nenhum valor. Na qualidade de Comedor Intuitivo, considere substituir a expressão *porcaria* ou *junk food* por *guloseima*. O que lhe vem à cabeça ao pensar na palavra *guloseima*? E como você se sente diante dessa palavra?

Por que motivo as crianças não têm aula nos finais de semana? Qual o motivo de todos nós tirarmos férias ou curtirmos uma praia no domingo? Se toda a nossa vida se resumisse a estudar ou trabalhar, certamente ficaríamos esgotados. Todos nós precisamos reservar um tempo para descansar, precisamos de uma pausa – um *tempo para a diversão*, de modo que nossas vidas tenham o necessário equilíbrio. Esse mesmo princípio pode ser aplicado à sua alimentação. Se tudo o que você come está classificado rigorosamente como alimento saudável, você estará correndo o risco de ser desenvolver um transtorno alimentar (TA). E, sim, existe um TA conhecido como *ortorexia*, que é a busca e obsessão por consumir só alimentos considerados saudáveis. Isso não soa muito equilibrado, não é? É por isso que propomos substituir a expressão *porcaria* (ou *junk food*) por *guloseima*. Trata-se simplesmente daquela comida que você deseja comer e cujo principal valor nutricional é servir como fonte de energia, ou seja, calorias. Em geral, as guloseimas são muito pobres em termos de vitaminas, minerais, proteínas ou fibras.

Então aproveite – coma sem culpa aquele biscoitinho doce, ou salgadinho. E certifique-se de que, tendo feito as pazes com a comida, nem tudo o que você deseja é saborear apenas guloseimas. São inúmeros os alimentos nutritivos que também farão parte do seu mundo alimentar.

Você está pronto para levar em conta a nutrição em suas escolhas alimentares?

Nesta seção, você poderá avaliar se está preparado para tornar a congruência na sua escolha corpo-comida parte do seu relacionamento com a comida. Com essa avaliação, você poderá descobrir se sua opção por uma alimentação saudável teve origem em uma situação de real cura e confiança ou se ainda é preciso um pouco mais de trabalho para que você faça as pazes com a comida.

O que motiva suas escolhas alimentares?

O primeiro passo para determinar a motivação em suas escolhas alimentares é analisar suas intenções. Sua escolha por um alimento altamente nutriti-

228 Comer Intuitivo – exercícios práticos

vo se deu porque você está de fato desejando esse alimento e quer acrescentar conscientemente mais nutrientes à sua alimentação, ou sua opção teve por base alguma regra alimentar anterior? Quando você estiver realmente com fome e a ponto de fazer uma escolha alimentar, responda às perguntas a seguir. E seja espontâneo em suas respostas. Procure ser instintivo na formulação das respostas, em vez de refletir sobre qual pode ser a resposta "certa".

1. Ao perceber que está com fome e precisa tomar uma decisão sobre o que comer, o valor nutricional de um alimento é o único fator que você leva em conta?

Se você respondeu *sim*, reflita se sua opção se refere a gostar mesmo de comida nutritiva ou se sua escolha é resultado dos muitos anos em que lhe disseram que sua alimentação deveria ser mais saudável. Essa não é uma pergunta de resposta simples ou direta. É bem possível que você realmente goste de saladas, legumes, frutas, peixe e grãos em geral, independentemente de saber que todos são alimentos nutritivos. Faça uma análise profunda e tente encontrar uma resposta mais autêntica. Nesse cenário, descreva sua relação com alimentos nutritivos.

Se você respondeu que vai atrás do que seu paladar manda, sem levar em consideração o valor nutricional da comida, reflita se já pensou em como sentirá essa comida no seu corpo, ou qual efeito ela pode ter em seu corpo depois de ter iniciado o processo de digestão.

Se você respondeu que na maioria dos casos suas escolhas se baseiam no valor nutricional do alimento, mas às vezes escolhe determinado alimento simplesmente por ser saboroso, reflita sobre sua reação emocional a essa filosofia. Esse conceito parece ser o mais adequado no seu caso?

Princípio 10 | Honrar a sua saúde com uma nutrição gentil **229**

2. Examine sua relação emocional com guloseimas. Que sentimentos vêm à tona quando a sua escolha recai em uma guloseima?

_____

_____

_____

_____

_____

Com que frequência você fica ansioso por guloseimas? Diariamente? Várias vezes ao dia? Semanalmente? Raramente?

_____

Qual quantidade de guloseimas você pode consumir e ainda se sentir fisicamente bem? Muito pouca? Uma quantidade média? Grande quantidade? (Esse fator é subjetivo – lembre-se de dar a resposta com base em uma reação instintiva.)

_____

Com que frequência você come de uma vez ou ao longo de um dia uma quantidade de guloseimas maior que seu corpo pode tolerar – isto é, tem certeza de que uma grande quantidade de guloseimas o fará se sentir enjoado, inchado, estufado, cansado...? Diariamente? Várias vezes ao dia? Semanalmente? Raramente?

_____

Reflita sobre suas respostas às perguntas anteriores para determinar qual será a sua abordagem ao conteúdo nutricional dos alimentos. Com quais das afirmações a seguir você concorda (escolha todas as que se aplicam a você)?

1. Você come alimentos nutritivos simplesmente porque acha que é algo que deve fazer. Sim ☐   Não ☐
2. Você gosta realmente de alimentos nutritivos por causa de seu sabor. Sim ☐   Não ☐
3. Você também aprecia o valor dos alimentos nutritivos para obter uma boa saúde. Sim ☐   Não ☐
4. Você come guloseimas quando quer, desde que não se sinta fisicamente desconfortável depois. Sim ☐   Não ☐

5. Você come guloseimas em vez de alimentos mais nutritivos, sem levar em conta seu menor valor nutricional ou como o seu corpo vai reagir a essa escolha. Sim ☐   Não ☐

Se você respondeu sim às perguntas 2, 3 e 4, é bem provável que a motivação para suas escolhas alimentares seja uma combinação da vontade de se alimentar com comida nutritiva para ter bem-estar físico e de comer alimentos também exclusivamente pelo sabor. Você se preocupa com o modo como se sente, além de desejar uma experiência alimentar satisfatória. Você não faz julgamento crítico ao escolher alimentos com menor valor nutricional; além disso, também está ciente das formas de reação do seu corpo à quantidade de guloseimas consumida. Você já está pronto para uma nutrição gentil.

Saúde autêntica

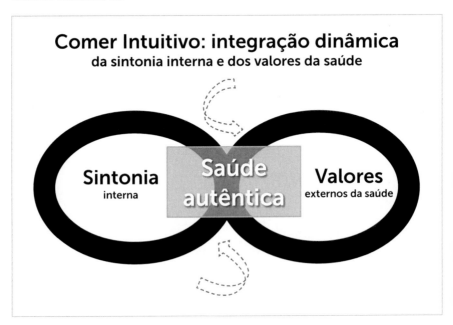

Figura 10.1 Saúde autêntica.
Reproduzida com permissão de Tribole e Resch, 2012/St. Martin's Press.

Um comedor saudável é aquele que não está apenas à procura de um equilíbrio saudável de alimentos, mas também tem uma relação saudável com a comida. Suas escolhas alimentares não provocam sentimentos de superioridade ou de inferioridade morais. Na verdade, não é estabelecida qualquer conexão entre a alimentação e a essência de quem você é. Você simplesmente adota uma abordagem neutra, de modo a receber mensagens de todas as fontes apropriadas e integrá-las para, com isso, ter um equilíbrio saudável em sua vida. Todo esse processo o beneficiará com uma *saúde autêntica*.

Você pode ter uma saúde autêntica integrando as mensagens do seu mundo interior (as enviadas pelo seu corpo e mente) com as orientações de saúde relativas à nutrição e à movimentação vindas de fontes confiáveis do mundo exterior, como USDA, National Institutes of Health, FDA e US Department of Health and Human Services, entre outros.[1] Seu mundo interior proporciona uma interação dinâmica entre instinto, emoção e pensamento. O instinto é governado pela parte primitiva do seu cérebro, que está ligada à sua sobrevivência. Essa parte do cérebro promove o instinto de comer quando você está com fome, assim como envia sinais para que você pare de comer porque está saciado. Infelizmente, o instinto nem sempre pode ajudá-lo. Em alguns casos, alguma doença pode desconectá-lo de seus sinais de fome. E suas emoções podem interferir nos sinais de fome e de saciedade. Para algumas pessoas, sentimentos de ansiedade ou de preocupação bloqueiam os sinais de fome. Para outras, emoções e pensamentos podem disparar o sinal que as levará a comer além da saciedade, como uma forma de confortá-las ou de entorpecer suas emoções. Felizmente, o cérebro em seu nível de funcionamento mais elevado (o neocórtex) é capaz de usar o pensamento racional para anular qualquer possível interferência física ou emocional. Operando em conjunto nessa interação dinâmica, seu mundo interior o ajudará a se manter em sintonia com suas necessidades físicas e emocionais.

Você conseguirá ter uma saúde autêntica se permanecer sintonizado com as mensagens vindas de seu corpo e, ao mesmo tempo, se permanecer aberto às orientações de saúde do mundo exterior e prescritas pelos nutricionistas, com base em pesquisas científicas e no consenso profissional. Entre as orientações do mundo exterior, também cabem as preferências filosóficas, como a atenção à ecologia e ao meio ambiente. Talvez você esteja preocupado com a agricultura sustentável, a produção de alimentos, fibras ou outros produtos vegetais ou animais com a utilização de técnicas agrícolas protetoras do meio ambiente; ou tenha interesse na saúde pública, nas comunidades humanas e no bem-estar dos animais. Talvez você concentre as suas escolhas em alimentos orgânicos – que são produzidos por

---

[1] N.R.C.: Brasil. Ministério da Saúde. Secretaria de Atenção Primária à Saúde. Departamento de Promoção da Saúde. Guia de Atividade Física para a População Brasileira [recurso eletrônico] / Ministério da Saúde, Secretaria de Atenção Primária à Saúde, Departamento de Promoção da Saúde. Brasília: Ministério da Saúde; 2021. 54 p.
Brasil. Ministério da Saúde. Secretaria de Atenção à Saúde. Departamento de Atenção Básica. Guia alimentar para a população brasileira / Ministério da Saúde, Secretaria de Atenção à Saúde, Departamento de Atenção Básica. 2.ed., 1.reimpr. Brasília: Ministério da Saúde; 2014. 156 p.

métodos agrícolas projetados para incentivar a conservação do solo e da água, diminuir a poluição e eliminar a necessidade do uso de pesticidas artificiais. Por outro lado, sua preferência pode recair no vegetarianismo ou no veganismo, seja por seus potenciais benefícios à saúde, seja por razões pessoais.

Se alguma dessas questões filosóficas ou de política de saúde repercutem em seu modo de viver, será de extrema importância que você também esteja totalmente preparado para direcionar sua atenção ao mundo exterior, enquanto, simultaneamente, deverá continuar honrando as mensagens do seu mundo interior. Se você tiver a sensação de que pode estar formando uma mentalidade intransigente para qualquer um desses novos pontos de vista, isso deverá servir como um alerta para a necessidade de reavaliar seu relacionamento com a comida. Se isso estiver ocorrendo atualmente, o caminho mais apropriado será repetir os exercícios distribuídos ao longo deste livro.

Avalie sua situação para saber se tem ou não uma saúde autêntica respondendo às perguntas seguintes:

Como você avalia criticamente as fontes e o mérito científico das informações nutricionais que recebe do mundo exterior: mídia social, revistas, amigos, família e assim por diante? Ou seja, você busca base científica para apoiá-las, simplesmente absorve as noções que circulam entre sua família ou amigos ou apenas reage instintivamente ao que ouve?

Ao ter acesso a informações que lhe parecem cientificamente válidas, você avalia como se sentirá, física e emocionalmente, se as integrar à sua vida alimentar? Você pode ter um sentimento de privação ou de ser controlado por tais informações? Você sentirá gratidão por ter sido informado e mostra-se disposto a fazer alguns sacrifícios para mudar seu estilo de alimentação? Você tem um sentimento de superioridade com relação a outras pessoas que não seguem seu estilo de alimentação?

Princípio 10 | Honrar a sua saúde com uma nutrição gentil **233**

Caso fique ansioso ao incorporar informações desse tipo, você se reavalia para perceber se as mudanças feitas atendem aos seus interesses? Geralmente ☐ Às vezes ☐ Nunca ☐

Ao ouvir falar do último modismo nutricional, por exemplo, evitar glúten, AGM (alimentos geneticamente modificados) ou açúcares adicionados ao alimento, você leva em consideração seus possíveis efeitos nocivos quanto ao seu relacionamento com a comida e com sua mente e corpo? Geralmente ☐ Às vezes ☐ Nunca ☐

Se você não deu qualquer importância à nova moda, sente-se excluído ao ouvir os outros enaltecendo seu valor? Geralmente ☐ Às vezes ☐ Nunca ☐

Ao se sentir estressado e vulnerável, você recorre à última moda nutricional para ter uma falsa sensação de poder e controle sobre sua vida? Geralmente ☐ Às vezes ☐ Nunca ☐

Você é capaz de honrar suas preferências filosóficas (p. ex., levar em conta as questões ambientais) sem se tornar inflexível com relação às suas escolhas alimentares? Geralmente ☐ Às vezes ☐ Nunca ☐

É bem provável que você tenha uma saúde autêntica se:

- costuma avaliar a validade científica das orientações nutricionais oriundas do mundo exterior;
- integrou algumas dessas orientações à sua vida sem causar ansiedade nem criar uma sensação de falso controle externo sobre sua vida – ou de superioridade com relação aos outros; e
- honra seu bem-estar físico, inclusive mantendo contato com os seus sinais de fome, saciedade e satisfação.

Sabedoria alimentar

Se você estiver pronto para tornar sua alimentação mais nutritiva, chegou a hora de aprender e praticar os princípios da sabedoria alimentar que o Comer Intuitivo lhe oferece. Se a leitura dessas informações vier a causar uma sensação de privação, medo ou ansiedade, talvez você não esteja pronto ainda para percorrer esta seção. Você sempre poderá retornar a ela no futuro, quando sentir que está realmente fazendo parte do mundo do Comer Intuitivo.

Comece com o básico: variedade, moderação e equilíbrio

Para que você possa refletir, vamos começar com algumas perguntas sobre conceitos básicos – mas muito importantes para conseguir uma alimentação saudável.

234 Comer Intuitivo – exercícios práticos

(Se você começar a revirar os olhos, achando que o assunto é muito chato, este pode ser um sinal de que ainda não está pronto para responder a estas perguntas.)

Quando você ouve a palavra *variedade*, o que lhe vem à cabeça? Isso parece um mantra de saúde difícil de alcançar? Ou a ideia de comer alimentos variados faz todo o sentido para você?

_____

_____

Agora pense em *moderação*. Um conceito entediante? Ou talvez seja algo que descreva a maneira como você vem se alimentando agora?

_____

_____

_____

E que tal *equilíbrio*? Quando você ouve essa palavra, fica preocupado, por achar que cada refeição precisa ser perfeitamente equilibrada? Ou você pensa em equilíbrio em termos mais flexíveis?

_____

_____

Comecemos pela *variedade*. Em geral, tendemos a buscar variedade em nossos alimentos para que possamos aproveitar ao máximo nossas refeições (tenha em mente que o prazer de determinado alimento irá diminuir depois de alguns minutos, graças à saciedade sensorial específica). Além disso, quanto mais variedade você tiver em seu consumo diário de comida, mais oportunidades terá de receber uma grande quantidade de nutrientes – proteínas, gorduras, carboidratos, fibras, vitaminas, minerais, fitoquímicos e assim por diante – que lhe são oferecidos pelos alimentos. Se seu cardápio não tiver variedade – isto é, você come a mesma comida dia após dia –, isso fará o seu corpo sofrer limitações na entrada de uma maior variedade desses nutrientes nele. As dietas limitam a variedade de alimentos e, em casos extremos, eliminam grupos alimentares inteiros. No passado, algumas dietas com baixo teor de carboidratos e níveis elevados de proteína gozavam de grande popularidade; em seguida vieram dietas de emagrecimento que favoreciam elevados teores de carboidratos e baixos níveis de proteína, para logo serem substituídos por períodos de popularidade de dietas com níveis extremamente baixos de gordura e assim por diante.

De que modo você poderia ampliar a variedade de seus alimentos, se habitualmente tiver em seu cardápio apenas certos alimentos considerados liberados, ou se você se tornou uma pessoa extremamente rotineira em sua alimentação?

_____

_____

_____

_____

Na questão da *moderação*, você já deve ter descoberto que, como Comedor Intuitivo, está habituado a comer de forma mais moderada, porque está honrando sua fome e saciedade e já fez as pazes com todos os alimentos. Você completou os exercícios do Capítulo 7, *Lidar com as suas emoções com gentileza*, sobre o comer emocional e sobre não mais comer em excesso. Mas alguns leitores podem achar que ainda não estão comendo consistentemente com moderação. Em alguns dias, alcançar esse objetivo pode ser mais fácil; mas em outros dias pode ser uma tarefa muito difícil.

Se atualmente você não está comendo com moderação, quais são os princípios do Comer Intuitivo que talvez devam ser praticados com mais dedicação?

_____

_____

_____

Por fim, vamos analisar o *equilíbrio*. Algumas pessoas podem interpretar que o conceito de comer de forma equilibrada significa que cada refeição deve ser completamente equilibrada com relação aos nutrientes. Isso é pouco realista – nem mesmo é necessário. Em estudos nos quais crianças tiveram liberdade total para comer uma grande variedade de alimentos sem qualquer restrição, foi constatado que, ao longo de uma semana, elas receberam tudo de que precisavam para uma boa saúde nutricional. No final, as crianças acabaram recebendo as proteínas, carboidratos, gorduras, vitaminas, minerais e fibras em quantidade suficiente e na distribuição e proporção necessárias para a manutenção da saúde (Birch et al., 1991). É muito comum que os adultos se desconectem de sua sabedoria intuitiva em decorrência da poderosa influência exercida pela mídia, por amigos e, certamente, pelas dietas; mas é possível recuperar essa sabedoria.

Pense em uma semana típica. Nessa semana, você acredita que consegue o necessário equilíbrio nutricional? Existe alguma área que talvez precise de certa atenção, para que você equilibre a semana?

_____

_____

_____

_____

_____

_____

_____

_____

Recomendações nutricionais[2]

Nos Estados Unidos, as Recomendações Nutricionais são atualizadas e publicadas a cada cinco anos, graças a um esforço conjunto entre os Departamentos de Saúde e Serviços Humanos e de Agricultura dos EUA – US Department of Health and Human Services and the US Department of Agriculture (USDHHS e USDA, 2015). Essas recomendações refletem as descobertas mais recentes da ciência da nutrição e servem de base para as políticas e programas nutricionais naquele país. Ao levar em conta essas recomendações, é importante que você tenha em mente que a ciência está em constante evolução e que novas mudanças surgirão, à medida que forem publicadas novas descobertas de pesquisas. Por esse motivo, algumas das recentes recomendações parecem ser conflitantes com relação às orientações anteriores, o que pode causar confusão para o público em geral – e até mesmo para os nutricionistas. Esse é outro bom motivo para que você busque variedade, moderação e equilíbrio, pois essa estratégia o ajudará a preencher as lacunas entre as recomendações em constante mudança.

Nesta seção, destacaremos as cinco Recomendações Nutricionais gerais do Departamento de Agricultura Americano (2015-2020).[3] No entanto, quando você estiver lendo as recomendações, é importante lembrar que sua própria sa-

---

[2] N.R.C.: Ver também https://bvsms.saude.gov.br/bvs/publicacoes/guia_alimentar_populacao_brasileira_2ed.pdf.

[3] N.R.C.: Ver também as "10 regras de ouro" do Guia Alimentar para População Brasileira: https://bvsms.saude.gov.br/bvs/publicacoes/guia_alimentar_populacao_brasileira_2ed.pdf.

bedoria e seu instinto constituem um componente vital. E até mesmo o resumo executivo das recomendações adverte o leitor para que tenha sempre em mente que "Estas recomendações incorporam a ideia de que um padrão de alimentação saudável não é uma prescrição rígida, mas sim uma estrutura adaptável, na qual cada indivíduo pode desfrutar dos alimentos que atendam às suas preferências pessoais, culturais e tradicionais" (USDHHS e USDA, 2015, xi). Essa é uma maravilhosa mudança e uma grande evolução, em comparação com as recomendações anteriores.

Antes de analisar essas recomendações, cabem aqui algumas informações nutricionais, para que você possa entender a base delas. Nossa ingestão de energia é proveniente de carboidratos, proteínas e gorduras. Grande parte de nossas vitaminas, minerais e fibras provém das frutas, vegetais, grãos integrais, feijões e oleaginosas (castanhas, nozes etc.) em nossa alimentação.

- Os carboidratos fornecem nossa principal fonte de energia, especialmente para o cérebro, pois essas substâncias constituem a fonte exclusiva de energia para o órgão. Essa fonte vital de energia é tão importante que, se você não conseguir carboidratos em quantidade suficiente, seu corpo "canibalizará" os músculos, decompondo a proteína muscular em aminoácidos e convertendo-os em glicose (esse processo é chamado de *gliconeogênese*, que significa "a criação de açúcar").
- As proteínas são os elementos fundamentais dos músculos, órgãos, cabelos, unhas, enzimas, hormônios e muitos outros componentes do nosso corpo. Lembre-se de que, se você não ingerir carboidratos em quantidade suficiente, seu corpo usará sua proteína – tanto a que vem com os alimentos como a que constitui seu próprio corpo. Essa é uma fonte de energia muito cara – tanto em termos de dinheiro quanto em possíveis malefícios para o nosso próprio corpo.
- As gorduras são importantes para muitas funções do organismo – na absorção de nossas vitaminas lipossolúveis, na criação da bainha de mielina que protege nossos nervos, nos locais dos receptores de neurotransmissores em nosso cérebro, para proporcionar saciedade e satisfação em nossa comida, para servir de isolante e assim nos manter aquecidos, e também para proteger nossos órgãos internos – e muito mais.
- Vitaminas e minerais ajudam a converter os alimentos em energia e são importantes na reparação de danos celulares, no fortalecimento dos ossos, na cicatrização dos ferimentos e na estimulação do sistema imunológico. Além disso, essas substâncias estão envolvidas na produção de células sanguíneas, hormônios e neurotransmissores associados ao humor e à cognição, entre outras funções.

238 Comer Intuitivo – exercícios práticos

- A fibra ajuda no processo de digestão, sendo ainda necessária para o bom funcionamento do trato gastrintestinal.

As cinco Recomendações Nutricionais gerais do Departamento de Agricultura Americano (2015-2020)[4]

Com base no que vimos até agora, você já pode examinar as recomendações.

1. *"Siga um padrão de alimentação saudável ao longo da vida."* Padrões alimentares são a combinação de alimentos e bebidas que uma pessoa ingere ao longo do tempo. Isso condiz com a nossa recomendação de variedade à mesa. Um padrão de alimentação saudável envolve o consumo de:
   - vegetais variados, inclusive vegetais de várias cores, leguminosas (feijões e ervilhas), vegetais ricos em amido e folhas verdes;
   - frutas, especialmente *in natura*, em lugar do suco;
   - cereais, dos quais pelo menos metade deve ser integral;
   - laticínios, incluindo leite, iogurte, queijo e bebidas de soja enriquecidas;
   - uma variedade de alimentos proteicos, com inclusão de frutos do mar, carnes magras e aves, ovos, leguminosas (feijão e ervilha), produtos de soja, oleaginosas (nozes, castanhas etc.) e sementes; e
   - óleos vegetais, incluindo aqueles que estão naturalmente presentes em oleaginosas (castanhas, nozes etc.), sementes, frutos do mar, azeitonas e abacate.

2. *"Direcione seu foco para a variedade, densidade de nutrientes e quantidade."* Cada alimento oferece um conjunto único de nutrientes. Você terá mais chances de consumir toda a gama de nutrientes se expandir sua seleção de tipos de alimentos. *Densidade de nutrientes* significa simplesmente que você obterá maior retorno pela escolha de alimentos que contenham mais nutrientes e as oleaginosas (nozes, castanhas etc.), sementes, feijão, abacate, salmão, couve, e gema de ovo, entre muitos outros.

3. *"Limite açúcares adicionados... e diminua o sódio." Açúcares adicionados* se referem a xaropes de açúcar e milho (bem como a maioria dos outros adoçantes, como mel) que são adicionados aos alimentos durante seu processamento ou na preparação da sua refeição (p. ex., adicionar uma colher de

---

[4] N.R.C.: Ver também as "10 regras de ouro" do Guia Alimentar para População Brasileira: https://bvsms.saude.gov.br/bvs/publicacoes/guia_alimentar_populacao_brasileira_2ed.pdf.

Princípio 10 | Honrar a sua saúde com uma nutrição gentil 239

açúcar ao café ou chá). Essa recomendação não está se referindo aos açúcares que ocorrem naturalmente em alimentos como o leite e as frutas (e alguns vegetais). (Observação – isso não significa que estamos incentivando o uso de adoçantes artificiais, pois sabidamente esses produtos desconectam você dos sinais internos de saciedade e de recompensa.) Muitos alimentos altamente processados, desde sopas enlatadas até bolachas e carne para hambúrguer, são particularmente ricos em sódio.

4. *"Mude para escolhas de alimentos e bebidas mais saudáveis."* Esta recomendação diz respeito à escolha de alimentos e bebidas que ofereçam maior valor nutricional. Por exemplo, dar preferência ao leite ou suco extraído da fruta em vez de refrigerante; frutas e vegetais frescos em lugar de vegetais enlatados ou frutas em calda; e alimentos integrais em lugar de alimentos altamente processados.

5. *"Apoie padrões alimentares saudáveis para todos."* O objetivo desta recomendação é que você expanda suas escolhas por um estilo de vida saudável para além do seu lar: na escola, no trabalho e na comunidade, empregando meios fáceis, acessíveis, culturalmente apropriados e baratos.

Não coma demais – nem de menos

Problemas de comer demais

É importante observar que não tratamos do tamanho da porção neste livro. Haverá problemas com o tamanho da porção se você for um comedor desatento, restritivo ou inconsciente; mas isso não causa preocupação aos Comedores Intuitivos, porque eles estão conectados com a saciedade e a satisfação. As Recomendações Nutricionais do Departamento de Agricultura Americano enfatizam a "importância de se concentrar não em nutrientes ou alimentos individuais isoladamente, mas na variedade do que as pessoas comem e bebem – isto é, em padrões alimentares saudáveis como um todo". No entanto, as recomendações fornecem metas de calorias – e isso reforça a mentalidade de dieta. Portanto, esse é um ponto problemático.

Problemas de comer de menos

Como discutimos anteriormente, você precisa comer o suficiente com uma ampla variedade de alimentos, para que consiga os nutrientes que são importantes para a sua saúde em geral. Muitas pessoas ficam aquém desse objetivo. Elas podem sofrer deficiência de vitaminas essenciais, por exemplo, por não comerem quantidades suficientes de frutas e vegetais frescos.

Por isso, damos algumas sugestões a seguir que deverão ser levadas em conta – *na maioria das vezes*. Considere tais sugestões como simples metas para que você possa calcular uma *média* ao longo de determinado período. Não se trata de uma recomendação inflexível. Enfatizamos novamente: se, ao tomar conhecimento dessas recomendações, você se sentir desconfortável, pule esta seção.

Consuma estes alimentos em quantidades suficientes:

1. Frutas e vegetais – inclua nas refeições quantidades abundantes de vegetais folhosos verde-escuros e de frutas e vegetais de cores vivas, incluindo também as variedades nas cores vermelha e laranja.
2. Peixe – duas vezes por semana.
3. Carboidratos – para a maioria dos adultos e adolescentes, 130 gramas por dia no mínimo; para mulheres durante a gravidez, 175 gramas; e, durante a lactação, 210 gramas. Enfatizamos essas metas porque os carboidratos passaram a ser substâncias universalmente demonizadas e temidas. Lembre-se: os carboidratos são o único combustível utilizado pelo seu cérebro.
4. Alimentos ricos em nutrientes.
5. Alimentos ricos em proteínas, por exemplo, feijão, peixe, aves, carne, ovos, laticínios e oleaginosas (nozes, castanhas etc.). Em muitos casos as pessoas ingerem proteínas em quantidade muito superior às suas necessidades, mas em algumas pessoas a ingestão de proteínas é insuficiente.
6. Gorduras de qualidade – gorduras ômega-3 presentes em frutos do mar, óleo de peixe, algas marinhas em geral, bem como nas gorduras do azeite de oliva, abacate, nozes e castanhas, sementes, óleo de linhaça e óleo de canola.
7. Alimentos integrais – que não são industrialmente processados e retêm suas fibras, vitaminas e minerais.

Se você quiser informações mais personalizadas com relação às suas necessidades nutricionais, procure os serviços de um nutricionista qualificado e treinado em Comer Intuitivo. No final deste livro, você terá uma lista de recursos com informações sobre como chegar a esses profissionais.

Agora, pare um pouco e reflita sobre o espectro de alimentos consumidos por você em uma semana típica e poderá constatar se está comendo um ou mais desses alimentos em quantidade insuficiente. Alguma das categorias acima foi negligenciada? Em caso afirmativo, como você pode resolver esse problema, para que a sua nutrição fique mais saudável?

Princípio 10 | Honrar a sua saúde com uma nutrição gentil **241**

- Você deve fazer compras com mais frequência?
- Deve ampliar os tipos de restaurantes em que você come?
- Você está precisando cozinhar um pouco mais em casa?

_____

_____

_____

_____

_____

_____

Acima de tudo, lembre-se de que o Comer Intuitivo reflete a interação dinâmica de instinto, emoção e pensamento. De vez em quando, e em caso de necessidade, use seu pensamento racional para ajudá-lo a superar qualquer problema que surja em sua alimentação – ou seja, mudanças nos sinais de fome ou nas escolhas alimentares em decorrência de alguma doença, de estresse ou de emoções. E, se você estiver padecendo de algum problema clínico, não deixe de consultar um nutricionista treinado em Comer Intuitivo, para dar início a uma terapia nutricional. As decisões tomadas com relação a como e o que comer com base em reais necessidades médicas e as decisões voltadas para o Comer Intuitivo não são excludentes.

Com relação às suas decisões cotidianas sobre como comer, lembre-se sempre de que você nasceu com o instinto de comer o necessário para a nutrição do seu corpo. A função do Comer Intuitivo é guiá-lo de volta a esse instinto, despojando-o de pensamentos restritivos e do comer emocional. Tenha certeza de que você pode seguir as orientações nutricionais sem que elas se tornem um novo conjunto de regras e restrições; você pode usar as informações contidas nessas orientações sabendo que seu corpo o informará do que você realmente precisa para obter variedade, moderação e equilíbrio em sua alimentação.

Nutrição e satisfação

No Capítulo 5, _Descobrir o fator satisfação_, você praticou muitos exercícios que o ajudaram a determinar quais os alimentos que lhe dão maior satisfação. Aqui, acrescentaremos mais uma consideração em sua busca pela satisfação ao comer – a nutrição. Podemos afirmar que, para algumas pessoas, nossa discussão sobre nutrição fará aflorarem sentimentos antigos sobre alimentos que _devem_ ser escolhidos ou restringidos – esse tipo de pensamento traz à tona evidên-

242 Comer Intuitivo – exercícios práticos

cias de uma mentalidade de dieta persistente. Pare um pouco e verifique se esse foi o seu caso e, imediatamente, questione tais pensamentos.

_____

_____

_____

_____

_____

Lembre-se de que a satisfação é a força motriz do Comer Intuitivo. Se você se esforçar para que o objetivo da satisfação seja um item habitual em sua mente, terá motivação não só para honrar todos os princípios do Comer Intuitivo, mas também encontrará uma maneira de incluir quantidades suficientes de alimentos nutritivos em suas escolhas alimentares semanais – e assim você estará sempre honrando a sua saúde. Se você sentir maior satisfação ao incluir algum alimento altamente nutritivo em sua refeição, não perca tempo: inclua-o. A manutenção do equilíbrio entre alimentos nutritivos e alguns alimentos divertidos provavelmente será o melhor caminho para que você tenha toda uma vida alimentar satisfatória. Mas não se esqueça jamais de ficar atento às mensagens enviadas por seu corpo sobre suas escolhas alimentares; e também não faça julgamentos críticos quando optar por comer comida com menor valor nutricional.

Resumo

Esse processo não precisa ser perfeito!

Em certas ocasiões, não será possível obter exatamente o que você deseja comer. Talvez você tenha escolhido comer na casa de um amigo ou parente apenas pela satisfação da convivência, mas essa casa não conta com uma cozinheira muito boa. Ou você pode ter viajado para um país cuja gastronomia não lhe atraia particularmente, ou no qual os alimentos frescos e nutritivos de sua preferência não estejam disponíveis. Ou, ainda, pode surgir um momento inesperado em que você não tem absolutamente acesso à comida de sua preferência, tendo que se contentar com o que estiver disponível. É importante lembrar que você ainda terá muitas outras refeições pela frente – na verdade, você já fará outra refeição dentro de 3 ou 4 horas. Portanto, são muitas as oportunidades futuras para que você alcance a satisfação e encontre os tipos de alimentos que se adéquam às suas preferências nutricionais. Nenhuma refeição isoladamente – ou até mesmo muitas refeições ao longo de algumas semanas, se você estiver viajando por muito tempo – afetará sua nutrição em geral. O Comer Intuitivo não tem nada a ver com a perfeição; nele você simplesmente terá orientações para estabelecer um relacionamento confortável com a comida.

Então, caro leitor, relaxe. Lembre-se de que o conceito fundamental do Comer Intuitivo é: *na maioria das vezes*. *Na maioria das vezes*, esforce-se por ter variedade, comer com moderação e ter uma alimentação equilibrada. *Na maioria das vezes*, desfrute de alimentos nutritivos e de alguns alimentos divertidos. *Na maioria das vezes*, coma refeições satisfatórias. A calma e a confiança adquiridas em relação à comida, fundamentadas em sua sabedoria interna e na recusa em buscar a perfeição, proporcionarão a você uma vida inteira de liberdade e de alegria em sua alimentação.

Você já praticou muitos exercícios ligados aos dez princípios do Comer Intuitivo. Como resultado desse seu esforço, esperamos que tenha alcançado uma compreensão mais profunda do que significa o Comer Intuitivo e adquirido uma profunda confiança de que, ao ouvir atentamente todas as mensagens que lhe são enviadas pelo seu corpo e por sua sabedoria interna, terá absoluta certeza do que comer, quando comer e quanto comer. É provável que você ainda tenha que retornar a alguns dos exercícios deste livro, para aperfeiçoamento das suas habilidades no Comer Intuitivo. Quanto mais você praticar, mais perto ficará de um mundo livre de dietas e repleto de alimentação prazerosa, autorrespeito e autoestima.

Recursos para o Comer Intuitivo

Geral

Intuitive Eating (livro)[1]

Tribole, E. e E. Resch, 2012. *Intuitive Eating*. 3.ed. New York, NY: St. Martin's Press.[2]

CD de áudio sobre Comer Intuitivo [em inglês]

Este conjunto de quatro CDs é um excelente complemento para o livro, pois se concentra nos aspectos práticos do Comer Intuitivo. Não se trata de uma transcrição literal do livro.

Site Comer Intuitivo[3]

http://www.intuitiveeating.org
Tenha acesso às últimas notícias do nosso *blog* e ao calendário de eventos. No *site* você também encontrará artigos, pesquisas, entrevistas e informações gerais sobre o Comer Intuitivo.

Aconselhamento e suporte

Diretório de profissionais de saúde credenciados em Comer Intuitivo

http://www.intuitiveeatingcounselordirectory.org

---

[1] N.E.: A Editora Manole lançou o baralho "Estratégias do Comer Intuitivo para uma relação saudável com a comida", de Manoela Figueiredo e Marle Alvarenga, em 2022.

[2] N.E.: Tribole, E. e E. Resch. Comer Intuitivo. Rio de Janeiro: Sextante; 2021.

[3] N.R.C.: http://www.comerintuitivo.com.br. Criado pelas nutricionistas Manoela Figueiredo e Marle Alvarenga – formadas em Comer Intuitivo pelas autoras desta abordagem – para compartilhar e divulgar o Comer Intuitivo no Brasil.

Esta é uma lista de profissionais da saúde em todas as suas especialidades que foram treinados e são credenciados em Comer Intuitivo. Recebemos inúmeras solicitações para credenciamento em Comer Intuitivo de profissionais da saúde locais. Para ajudar a preencher essa lacuna, oferecemos credenciamento para profissionais de várias áreas da saúde: nutricionistas, psicoterapeutas, médicos, fisioterapeutas, enfermeiros, quiropráticos, dentistas, terapeutas ocupacionais, massoterapeutas, preparadores físicos, especialistas em educação para a saúde, treinadores licenciados em saúde e vida e outros profissionais da saúde que adotam os princípios do Comer Intuitivo em seu trabalho.

Comunidade Comer Intuitivo *on-line*

http://www.intuitiveeatingcommunity.org

Inspire-se, compartilhe sua história e participe dos muitos instrumentos oferecidos para sua capacitação na jornada do Comer Intuitivo. Esta é a sua comunidade, com mais de 10 mil membros. É gratuita, mas você precisa se inscrever.

Recursos profissionais

Como se tornar um terapeuta credenciado em Comer Intuitivo

Estamos muito interessados em divulgar a mensagem do Comer Intuitivo com a ajuda de profissionais qualificados nos diversos ramos da saúde para certificação e que fazem parte do nosso Diretório de terapeutas em Comer Intuitivo. O treinamento para esta certificação envolve três etapas:

1. Um programa de autoaprendizagem administrado pela Helm Publishing (http://www.helmpublishing.com).
2. Treinamento por meio de um telesseminário: Comer Intuitivo PRO, liderado por Evelyn Tribole.
3. Supervisão e *coaching* com Elyse Resch ou Evelyn Tribole.

Após a conclusão dos pré-requisitos para a certificação, o profissional poderá escolher entre as opções a seguir:

1. Adesão à comunidade de conselheiros credenciados em Comer Intuitivo.
2. Participação no Diretório de conselheiros em Comer Intuitivo no site http://www.intuitiveeating.org.

Para mais detalhes e informações consulte os *sites* [em inglês] a seguir:
http://www.evelyntribole.com.
http://www.elyseresch.com.
http://www.intuitiveeatingprotraining.com.
http://www.helmpublishing.com.

Profissionais do Comer Intuitivo no LinkedIn

http://bit.ly/LinkedIn-IEPro

Um grupo internacional que conta com quase 4 mil profissionais da saúde nas suas diversas especializações. Compartilhamos notícias, pontos de vista e recursos.

Referências

Adams, C., and M. Leary. 2007. "Promoting Self-Compassionate Attitudes Toward Eating Among Restrictive and Guilty Eaters." *Journal of Social and Clinical Psychology* 26(10):1120-44.

Albertson, E., K. Neff, and K. Dill-Shackleford. 2015. "Self-Compassion and Body Dissatisfaction in Women: A Randomized Controlled Trial of a Brief Meditation Intervention." *Mindfulness* 6(3):444-54.

Avalos, L., T. Tylka, and N. Wood-Barcalow. 2005. "The Body Appreciation Scale: Development and Psychometric Evaluation." *Journal of Body Image* 2:285-297.

Bacon, L., and L. Aphramor. 2011. "Weight Science: Evaluating the Evidence for a Paradigm Shift." *Nutrition Journal* 10: 9. DOI: 10.1186/1475-2891-10-9.

Barnes, R., and S. Tantleff-Dunn. 2010. "Food for Thought: Examining the Relationship Between Food Thought Suppression and Weight-Related Outcomes." *Eating Behaviors* 11(3):175-79.

Barnett, J., K. Baker, N. Elman, and G. Schoener. 2007. "In Pursuit of Wellness: The Self-Care Imperative." *Professional Psychology: Research and Practice* 38(6):603-12.

Birch, L. L. and M. Deysher. 1986. "Calorie Compensation and Sensory Specific Satiety: Evidence for Self-Regulation of Food Intake by Young Children." *Appetite* 7(4):323-31.

Birch, L. L., S. L. Johnson, G, Andresen, J. C. Peters, M. C. Schulte. 1991. "The Variability of Young Children's Energy Intake." *New England Journal of Medicine* 324(4):232-23. DOI: 10.1056/NEJM199101243240405.

Brunstrom, J., and G. Mitchell. 2006. "Effects of Distraction on the Development of Satiety." *British Journal of Nutrition.* 96(4):761-69.

Calogero, R., and K. Pedrotty. 2007. "Daily Practices for Mindful Exercise." In *Handbook of Low-Cost Preventive Interventions for Physical and Mental*

250 Comer Intuitivo – exercícios práticos

Health: Theory, Research, and Practice, edited by L. L'Abate, D. Embry, and M. Baggett, 141-60. New York: Springer-Verlag.

Cameron, J., G. Goldfield, G. Finlayson, J. Blundell, and E. Doucet. 2014. "Fasting for 24 Hours Heightens Reward from Food and Food-Related Cues." *PLoS ONE* 9(1):e85970. DOI: 10.1371/journal.pone.0085970.

Carr, K. 2011. "Food Scarcity, Neuroadaptations, and the Pathogenic Potential of Dieting in an Unnatural Ecology: Binge Eating and Drug Abuse." *Physiology and Behavior* 104:162-67.

Cheval, B., P. Sarrazin, and L. Pelletier. 2014. "Impulsive Approach Tendencies Towards Physical Activity and Sedentary Behaviors, but Not Reflective Intentions, Prospectively Predict Non-Exercise Activity Thermogenesis." *PLoS ONE* 9 (12):e115238. DOI: 10.1371/journal. pone.0115238.

Cook-Cottone, C. 2015. *Mindfulness and Yoga for Self-Regulation: A Primer for Mental Health Professionals*. New York: Springer Publishing Company.

Cook-Cottone, C., E. Tribole, and T. Tylka. 2013. *Healthy Eating in Schools*. Washington, D.C.: American Psychological Association.

Cornil, Y. and P. Chandon. 2015. "Pleasure as an Ally of Healthy Eating? Contrasting Visceral and Epicurean Eating Pleasure and Their Association with Portion Size Preferences and Well-Being." *Appetite* 104: 52-9. DOI: 10.1016/j.appet.2015.08.045.

Craft, L., T. Zderic, S. Gapstur, E. VanIterson, D. Thomas, J. Siddique, and M. Hamilton. 2012. "Evidence That Women Meeting Physical Activity Guidelines Do Not Sit Less: An Observational Inclinometry Study." *The International Journal of Behavioral Nutrition and Physical Activity* 9:122. http://doi.org/10.1186/1479–5868–9-122.

De Witt Huberts, J., C. Evers, and D. de Ridder. 2013. "Double Trouble: Restrained Eaters Do Not Eat Less and Feel Worse." *Psychology and Health* 28(6):686-700.

Dulloo, A., J. Jacquet, and J. Montani. 2012. "How Dieting Makes Some Fatter: From a Perspective of Human Body Composition Autoregulation." *Proceedings of the Nutrition Society* 71:379-89.

Ekkekakis, P., G. Parfitt, and S. Petruzzello. 2012. "The Pleasure and Displeasure People Feel When They Exercise at Different Intensities

Decennial Update and Progress Towards a Tripartite Rationale for Exercise Intensity Prescription." *Sports Medicine* 41(8):641-71.

Emmons, R., and E. McCullough. 2003. "Counting Blessings Versus Burdens: An Experimental Investigation of Gratitude and Subjective Well-Being in Daily Life." *Journal of Personality and Social Psychology.* 84 (2):377-89.

Epstein, L., J. Temple, J. Roemmich, and M. Bouton. 2009. "Habituation as a Determinant of Human Food Intake." *Psychological Review* 116(2):384-407. DOI: 10.1037/a0015074.

Field, A., S. Austin, C. Taylor, S. Malspeis, B. Rosner, H. Rockett, and G. Colditz. 2003. "Relation Between Dieting and Weight Change Among Preadolescents and Adolescents." *Pediatrics* 112:900-906.

Fothergill, E., J. Guo, L. Howard, J. Kerns, N. Knuth, R.Brychta, K. Chen, M. Skarulis, M. Walter, P. Walter, and K. Hall. 2016. "Persistent Metabolic Adaptation 6 Years After 'The Biggest Loser' Competition." *Obesity Biology and Integrated Physiology* 24(8):1612-9. http://dx.doi.org/10.1002/oby.21538.

Friedemann Smith C., C. Heneghan, and A. Ward. 2015. "Moving Focus from Weight to Health. What Are the Components Used in Interventions to Improve Cardiovascular Health in Children?" *PLOS One* 10(8):e0135115. http://dx.doi.org/10.1371/journal.pone.0135115.

Galloway A., C. Farrow, and D. Martz. 2010. "Retrospective Reports of Child Feeding Practices, Current Eating Behaviors and BMI in College Students." *Obesity* 18:1330-35.

Gearhardt, A., W. Corbin, and K. Brownell. 2009. "Preliminary Validation of the Yale Food Addiction Scale." *Appetite* 52:430-36.

Grecucci, A., E. Pappaianni, R. Siugzdaite, A. Theuninck, and R. Job. 2015. "Mindful Emotion Regulation: Exploring the Neurocognitive Mechanisms Behind Mindfulness." *BioMed Research International* 670724. http://doi.org/10.1155/2015/670724.

Hainer, V., and I. Aldhoon-Hainerova. 2013. "Obesity Paradox Does Exist." *Diabetes Care* 36(Suppl 2):S276-S281.

Hallowell, E. 2007. *CrazyBusy: Overstretched, Overbooked, and About to Snap! Strategies for Handling Your Fast-Paced Life.* New York, NY: Ballantine Books.

Hamilton, M., D. Hamilton, and T. Zderic. 2004. "Exercise Physiology Versus Inactivity Physiology: An Essential Concept for Understanding Lipoprotein Lipase Regulation." *Exercise and Sport Sciences Reviews* 32(4):161-66.

Harned, M., L. Dimeff, E. Woodcock, T. Kelly, J. Zavertnik , I. Contreras, and S. Danner. 2014. "Exposing Clinicians to Exposure: A Randomized Controlled Dissemination Trial of Exposure Therapy for Anxiety Disorders." *Behavior Therapy* 45(6):731-44.

Harrington, M., S. Gibson, and R. Cottrell. 2009. "A Review and Meta-Analysis of the Effect of Weight Loss on All-Cause Mortality Risk." *Nutrition Research Reviews* 22(01):93-108.

Henson, J., D. Dunstan, M. Davies, and T. Yates. 2016. "Sedentary Behaviour As a New Behavioural Target in the Prevention and Treatment of Type 2 Diabetes." *Diabetes/Metabolism Research and Reviews* 32(Suppl. 1): 213-20.

Herbert, B., E. Muth, O. Pollatos, and C. Herbert. 2012. "Interoception Across Modalities: On the Relationship Between Cardiac Awareness and the Sensitivity for Gastric Functions." *PLOS One* 7(5):e36646.

Herbert, B., J. Blechert, M. Hautzinger, E. Matthias, and C. Herbert. 2013. "Intuitive Eating Is Associated with Interoceptive Sensitivity. Effects on Body Mass Index." *Appetite* 70:22-30.

Herman, C., and J. Polivy. 1984. "A Boundary Model for the Regulation of Eating." In *Eating and Its Disorders*, edited by A. Stunkard and E. Stellar, 151. New York, NY: Raven Press.

Hetherington, M., B. J. Rolls, and J. Burley. 1989. "The Time Course of Sensory-Specific Satiety." *Appetite* 12(1):57-68.

Holmes, M., M. Fuller-Tyszkiewicz, H. Skouteris, and J. Broadbent. 2014. "Improving Prediction of Binge Episodes by Modelling Chronicity of Dietary Restriction." *European Eating Disorders Review* 22:405-11.

Ihuoma, U. E., P. A. Crum, and T. L. Tylka. 2008. "The Trust Model: A Different Feeding Paradigm for Managing Childhood Obesity." *Obesity* 16(10)2197-204. DOI: 10.1038/oby.2008.378.

Jansen, E., S. Mulkens, and A. Jansen. 2007. "Do Not Eat the Red Food! Prohibition of Snacks Leads to Their Relatively Higher Consumption in Children." *Appetite* 49:572-77.

Jansen, E., S. Mulkens, A. Emond, and A. Jansen. 2008. "From the Garden of Eden to the Land of Plenty. Restriction of Fruit and Sweets Intake Leads to Increased Fruit and Sweets Consumption in Children." *Appetite* 51 (3):570-75.

Keeler, C., R. Mattes, and S. Tan. 2015. "Anticipatory and Reactive Responses to Chocolate Restriction in Frequent Chocolate Consumers." *Obesity* 23(6):1130-35.

Køster-Rasmussen, R., M. Simonsen, V. Siersma, J. Henriksen, B. Heitmann, and N. Olivarius. 2016. "Intentional Weight Loss and Longevity in Overweight Patients with Type 2 Diabetes: A Population-Based Cohort Study." *PLOS One* 11(1):e0146889. http://dx.doi.org/10.1371/journal.pone.014688.

Kristeller, J., and R. Wolever. 2011. "Mindfulness-Based Eating Awareness Training for Treating Binge Eating Disorder: The Conceptual Foundation." *Eating Disorders* 19(1):49-61.

Lavie, C. 2014. *The Obesity Paradox: When Thinner Means Sicker and Heavier Means Healthier*. New York: Hudson Street Press.

Levine, J., M. Vander Weg, J. Hill, and R. Klesges. 2006. "Non-Exercise Activity Thermogenesis: The Crouching Tiger Hidden Dragon of Societal Weight Gain." *Arteriosclerosis, Thrombosis, and Vascular Biology* 26:729-36.

Long, C., J. Blundell, and G. Finlayson. 2015. "A Systematic Review of the Application and Correlates of YFAS-Diagnosed 'Food Addiction' in Humans: Are Eating-Related 'Addictions' a Cause for Concern or Empty Concepts?" *European Journal of Obesity* 3:386-401.

Mann, T. 2015. *Secrets From the Eating Lab*. New York: Harper Collins.

Massey, A. and A. Hill. 2012. "Dieting and Food Craving. A Descriptive, Quasi-Prospective Study." *Appetite* 58(3):781-85.

Neal, D., W. Wood, M. Wu, and D. Kurlander. 2011. "The Pull of the Past: When Do Habits Persist Despite Conflict with Motives?" *Personality and Social Psychology Bulletin* 37(11):1428-37.

Neff, K. 2003. "Self-Compassion: An Alternative Conceptualization of a Healthy Attitude Toward Oneself." *Self and Identity* 2:85-101.

―――. 2016. "The Self-Compassion Scale Is a Valid and Theoretically Coherent Measure of Self-Compassion." *Mindfulness* 7(1):264-74.

Neff, K., and A. Costigan. 2014. "Self-Compassion, Well-being, and Happiness." *Psychologie in Österreich* 2/3:114-19.

Neumark-Sztainer, D., M. Wall, N. Arson, M. Eisenberg, and K. Loth. 2011. "Dieting and Disordered Eating Behaviors from Adolescence to Young Adulthood: Findings from a 10-Year Longitudinal Study." *Journal of the American Dietetic Association* 111:1004-11.

Ozier, A., O. Kendrick, L. Knol, J. Leeper, M. Perko, and J. Burnham. 2007. "The Eating and Appraisal Due to Emotions and Stress (EADES) Questionnaire: Development and Validation." *Journal of the American Dietetic Association* 107(4):619-28.

Paddock, N. 2014. "Alcohol Disrupts Body's Sleep Regulator." *Medical News Today.* December 11.

Parfitt G., H. Evans, and R. Eston 2012. "Perceptually Regulated Training at RPE13 Is Pleasant and Improves Physical Health." *Medicine and Science in Sports and Exercise* 44(8):1613-18. DOI: 10.1249/MSS.0b013e31824d266e.

Péneau S., E. Ménard, C. Méjean, F. Bellisle, S. Hercberg. 2003. "Sex and Dieting Modify the Association Between Emotional Eating and Weight Status." *American Journal of Clinical Nutrition* 97:1307-13.

Petruzzello, S. 2012. "Doing What Feels Good (and Avoiding What Feels Bad) – A Growing Recognition of the Influence of Affect on Exercise Behavior: A Comment on Williams et al." *Annals of Behavior Medicine* 44(1):7-9.

Pietilainen, K., S. Saarni, J. Kaprio, and A. Rissanen. 2012. "Does Dieting Make You Fat? A Twin Study." *International Journal of Obesity* 36:456-64.

Rezende, L., T. Sa, G. Mielke, J. Viscondi, J. Rey-Lopez, and L. Garcia. 2016. "All-Cause Mortality Attributable to Sitting Time." *American Journal of Preventive Medicine* 51(2):253-63.

Robinson, E., P. Aveyard, A. Daley, K. Jolly, A. Lewis, D. Lycett, and S. Higgs. 2013. "Eating Attentively: A Systematic Review and Meta-Analysis of the Effect of Food Intake Memory and Awareness on Eating." *American Journal of Clinical Nutrition* 97:728-42.

Rolls, B. J. 1986. "Sensory-Specific Satiety." *Nutrition Reviews* 44(3):93-101. DOI: 10.1111/j.1753–4887.1986.tb07593.x.

Ross, R., S. Blair, L. de Lannoy, J. Després, and C. Lavie. 2015. "Changing the Endpoints for Determining Effective Obesity Management." *Progress in Cardiovascular Disease* 57(4):330-36.

Schoenefeld, S., and J. Webb. 2013. Self-Compassion and Intuitive Eating in College Women: Examining the Contributions of Distress Tolerance and Body Image Acceptance and Action. *Eating Behaviors* 14:493-96.

Segar, M., J. Eccles, and C. Richardson. 2011. "Rebranding Exercise: Closing the Gap Between Values and Behavior." *International Journal of Behavioral Nutrition and Physical Activity* 8:94. https://ijbnpa. biomedcentral.com/articles/10.1186/1479-5868-8-94.

Stice, E., K. Burger, and S. Yokum. 2013. "Caloric Deprivation Increases Responsivity of Attention and Reward Brain Regions to Intake, Anticipated Intake, and Images of Palatable Food." *NeuroImage* 67:322-30.

Stice, E., K. Davis, N. Miller, and C. Marti. 2008. "Fasting Increases Risk for Onset of Binge Eating and Bulimic Pathology: A 5-Year Prospective Study." *Journal of Abnormal Psychology* 117(4):941-46.

Tomiyama, A., J. Hunger, J. Nguyen-Cuu, and C. Wells. 2016. "Misclassification of Cardiometabolic Health When Using Body Mass Index Categories in NHANES 2005-2012." *International Journal of Obesity* 40:883-86. DOI: 10.1038/ijo.2016.17.

Tomiyama, A., T. Mann, D. Vinas, J. Hunger, J. Dejager, and S. Taylor. 2010. "Low Calorie Dieting Increases Cortisol." *Psychosomatic Medicine* 72(4):357-64.

Tribole, E., and E. Resch. 1995. *Intuitive Eating*. 1st ed. New York: St. Martin's Press.

————. 2012. *Intuitive Eating*. 3rd ed. New York: St. Martin's Press.

Truong, G., D. Turk, and T. Handy. 2013. "An Unforgettable Apple: Memory and Attention for Forbidden Objects." *Cognitive, Affective, and Behavioral Neuroscience* 13(4):803-13.

Tsafou, K., D. De Ridder, R. van Ee, J. Lacroix. 2015. "Mindfulness and Satisfaction in Physical Activity: A Cross-Sectional Study in the Dutch Population." *Journal of Health Psychology*. DOI: 10.1177/1359105314567207.

Tylka, T. 2006. "Development and Psychometric Evaluation of a Measure of Intuitive Eating." *Journal of Counseling Psychology* 53:226-40.

Tylka, T., and A. Kroon Van Diest. 2013. "The Intuitive Eating Scale–2: Item Refinement and Psychometric Evaluation with College Women and Men." *Journal of Counseling Psychology* 60(1):137-53.

Tylka, T. and N. L. Wood-Barcalow. 2015. "The Body Appreciation Scale–2: Item Refinement and Psychometric Evaluation." *Body Image.* 12:53-67.

Tylka, T., R. Annunziato, D. Burgard, S. Daníelsdóttir, E. Shuman, C. Davis, and R. Calogero. 2014. "The Weight-Inclusive Versus Weight-Normative Approach to Health: Evaluating the Evidence for Prioritizing Well-Being over Weight Loss." *Journal of Obesity*, article ID 983495, http://dx.doi.org/10.1155/2014/983495.

Urbszat, D., C. Herman, and J. Polivy. 2002. "Eat, Drink, and Be Merry, For Tomorrow We Diet: Effects of Anticipated Deprivation on Food Intake in Restrained and Unrestrained Eaters." *Journal of Abnormal Psychology* 111(2):396-401.

USDHHS 2008. Physical Activity Guidelines. www.health.gov/paguidelines.

USDHHS and USDA. 2015. Dietary Guidelines for Americans 2015-2020. 8th ed. Disponível em: http://health.gov/dietaryguidelines/2015/guidelines.

Wegner, D., D. Schneider, S. Carter, and T. White. 1987. "Paradoxical Effects of Thought Suppression." *Journal of Personality and Social Psychology* 53(1):5-13.

Wenzlaff, R., and D. Wegner. 2000. "Thought Suppression." *Annual Review of Psychology* 51:59-91.

Wood A., J. Maltby, R. Gillett, P. Linley, and S. Joseph. 2008. "The Role of Gratitude in the Development of Social Support, Stress, and Depression: Two Longitudinal Studies." *Journal of Research in Personality* 42(4):854-71.

World Health Organization. 2006. Constitution of the World Health Organization – Basic Documents, 45th ed., Supplement, October.

World Health Organization. 2010. *Global Recommendations on Physical Activity for Health.* Geneva, Switzerland: WHO Press.

Índice remissivo

A

Aceitação do próprio corpo 193
Acessibilidade 209
Aconselhamento e suporte 245
Açúcar 65
Alergias e problemas clínicos 71
Aliado nutricional 97
Alimentação 6, 102
  prazerosa 243
Alimentos
  com pouco poder de saciação 136
  proibidos 58, 61, 62
Ambiente
  agradável para refeições 120, 128
  alimentar 117
  body positive (aceitação corporal) 208
  ideal para suas refeições 127
Antecipação da restrição alimentar 56
Antropólogo alimentar 97
Aparência dos alimentos 106
Apreciação corporal 194
Aromas 105
Atividade(s)
  de beber água 134
  física 197, 198, 205, 210, 213
  prazerosas 202, 203
  recreativas 197
  sedentárias 200

Atmosfera emocional 120
Autoavaliação de comer desatento 125
Autocompaixão 5, 6
Autoconstrangimento 7
Autocrítica 7, 19
Autocuidado 30, 35, 44-50, 148, 161
Autoestima 243
Autorrespeito 243
Avaliação
  de autocuidado 32
  dos obstáculos ao exercício físico 206
  formal de uma imagem corporal
    positiva 193

B

Balança 179
Barreiras
  à saciedade 125
  contra a percepção da saciedade 124
Bem-estar 4, 5, 101
  físico e emocional 30
Benefícios
  e obstáculos à atividade física 204
  para a saúde com a prática da
    atividade física 204
  pessoais 12
Body positive (aceitação corporal) 208
Body Positive Fitness Alliance 209

C

Calorias 1, 18
Capacidade de saciação dos alimentos 107
Carboidratos 77, 136, 237
Chocolate 56
Ciclagem de peso 13, 14
Classificação da fome 44
Clube do prato limpo 128
Comedor Intuitivo 21, 52, 97, 100, 104
  inato 99
Comer
  como um momento sagrado 127
  desatento 119, 125
  devagar e com atenção 108
  em excesso 83
  emocional 153, 154, 161
Comidas 122
Comilança 53
Compaixão 161
Companheiros de refeições 122
Comparação corporal 185
Comportamento(s) 20, 82
  alimentar 12, 83
  saudáveis 3
Compulsão alimentar 59
Comunidade 209
Conexão
  emocional com a comida 120
  fome-corpo-mente 39
Congruência na escolha corpo-comida 224
Conhecer
  o seu corpo 159
  os seus sentimentos 156
  sua fome 40
Consciência
  curiosa 79
  dos sinais corporais 25

interoceptiva 25, 133
Conscientização 56
Considerações sensoriais 103
Contador de calorias 18
Conversas negativas sobre o corpo 191
Corpo 27, 175
Crenças 74, 75, 92
  afetam os pensamentos 75
Crítica 84
  ao corpo 189
Cuidados pessoais 179
Cultura 101, 146
Curiosidade 84
Custos das dietas de emagrecimento 12

D

Desafiar o policial alimentar 73
Descobrir o fator satisfação 101
Desconforto emocional 7
Desnutrição 1
Detecção da saciedade sensorial específica 114
Diabetes tipo 2 3
Diário
  da escala de descoberta da fome 43
  de atividades 218
Dieta(s) 1, 59
  de emagrecimento 11
  do momento 1
  saudável 1
Dificuldades 7
Direito de comer 71
Disponibilidade 209
Distorção cognitiva 75, 77
Distração 112

E

Efeito

da habituação 59
"dane-se" 55
sanfona 13
Emoções 27, 73, 146, 147
Ensaio e visualização 172
Equilíbrio 233, 234
Escala
  de apreciação corporal 194
  de descoberta da fome 42, 44
  de descoberta da saciedade 140, 142
  visual analógica 40
Escolhas alimentares 5, 64, 222, 227
Esforço ou intensidade 215
Espiral de cura 84
Esportes 14
Estado
  de espírito 12, 87
  físico 28, 29
  mental 13
Estética 197
  dos alimentos 101
Estímulo 161
Estresse 27, 150
Exercício 197, 207
  físico 197
  intuitivo 203
Expectativas 91
Experiência(s) 68
  de comer com a mão esquerda 130
  direta 25
  passadas de comer em excesso 83
  reais 77

F

Fala
  crítica 94
  negativa 85
  positiva 85
Família 90

Familiaridade 58
Fazer as pazes com a comida 53
Felicidade 5
Ferramentas de dieta 17
Fibra 136
Fome 23, 24, 39
  biológica 24, 38
  primal 23, 42
Formas ocultas de dieta 19
Fracasso 2
Framingham Heart Study 14
Frequência cardíaca 26, 27
Frutas 77
Fruto proibido 56

G

Ganho de peso 1
Gatilhos
  do comer emocional 156
  emocionais 155
Genética 175
Gentileza 146
Gorduras 2, 136, 237
Gratidão 85, 86, 178
Guia de planejamento da atividade
  física 215
Guloseima 227

H

Hábitos automáticos 130
Habituação 58
  sistemática 68
Health at Every Size 3
História
  alimentar 60
  de dietas 8, 13
Honrar
  a fome 23, 24

a sua saúde com uma nutrição gentil 222
Humor 39, 58

I

Identidade genética 175
Identificação do corpo 187
Imagem corporal positiva 193
Imaginação 164
Impacto
da fome e da saciedade 115
dos comentários feitos por outras pessoas 93
Índice de massa corporal 3
Influência social 135
Instintos 73
Integração dinâmica 230
Interferência das dietas de emagrecimento em sua vida 11
Interocepção 25
Inveja 187
Ironia da supressão do pensamento 56

J

Jejum 65
Julgamentos 192
Junk food 226

L

Lidar com as suas emoções com gentileza 146
Limite(s) 36, 38
da prática 209
da última garfada 115
para a última garfada 145
Linguagem da dieta 22
Lugares para comer 122

M

Mecanismos biológicos 1
Meditação 27
Medos 7, 61
Mensagens do seu corpo 225
Mentalidade de dieta 19, 20, 21, 51
Mente 12, 18, 48-50
Minerais 237
Moderação 233
Movimentar-se – sentindo a diferença 197
Movimento 197
Mundo livre de dietas 243
Músculos emocionais 166

N

Nutrição 150, 227, 241
como autocuidado 44
gentil 222

O

Obstáculos 208
à prática de exercício físico 206
Organização Mundial da Saúde 197

P

Paladar 105, 222
Papilas gustativas 103
Pazes com a comida 67
Pensamento(s) 13, 20, 47, 56, 75, 76, 80, 113
causadores de distração 112
críticos 81
distorcidos 78
do policial alimentar 76
fantasiosos 13

irracional 77
negativos 75
sobre dietas 21
Percepção 55
da saciedade 124
Perda de peso 13, 15
Peso
corporal 10
saudável 2
Planilha
de atividades físicas 210
de descoberta da satisfação 115, 117
de prática do TCCI 111
do histórico de dietas 9
Plano
de nutrição para autocuidado "de
emergência" 45
emocional 8
Poder de saciação 138
dos alimentos 135
Policial alimentar 73
Positividade corporal 209
Prática
da dieta 13
militante do exercício 197
Prato limpo 128, 129
Prazer 101, 113, 209
de comer 103
Preparação 171
Prevenção 170
Princípios
1 Rejeitar a mentalidade de dieta 1
2 Honrar a fome 23
3 Fazer as pazes com a comida 53
4 Desafiar o policial alimentar 73
5 Descobrir o fator satisfação 101
6 Sentir a sua saciedade 124
7 Lidar com as suas emoções com
gentileza 146
8 Respeitar o seu corpo 175

9 Movimentar-se – sentindo a
diferença 197
10 Honrar a sua saúde com uma
nutrição gentil 222
Privação 54
biológica (fome) 53
disfarçada 151
Problemas
com a alimentação 6, 7
de comer demais 239
de comer de menos 239
de saúde 197
Processo 69
Proteína 136, 237

Q

Qualidade(s)
de vida 149, 205
pessoais 184
Quociente de privação 151

R

Razões emocionais para comer em
excesso 153
Recomendações nutricionais 236
Refeições 46
Reflexão 26, 39, 42, 51, 58, 61, 117, 118,
138, 140, 161
sobre a mentalidade de dieta 20
sobre seu diário de atividades 219
sobre sintonia 30
Regras alimentares 55, 88-90
Rejeitar a mentalidade de dieta 1
Relacionamento(s) 37, 38
com a comida 24
Respeitar o seu corpo 175
Restrição alimentar 55, 56
Riscos para a saúde 205

Roupas
confortáveis 183
novas 183
velhas 182

S

Sabedoria
alimentar 233
do seu corpo 30
Sabores 104, 124
Saciedade 40, 41, 124, 133
sensorial específica 113
Satisfação 101, 241
Saúde 198
autêntica 223, 230
plena 209
psicológica 4
Segurança alimentar 152
Sensações 28, 39
corporais 30
de fome 41
físicas a partir de pistas biológicas e
estados corporais 29
físicas do seu corpo 27
Sentimentos 80, 81, 82, 156, 160
Sentir a sua saciedade 124
Sinais
biológicos 28
corporais 29
de fome 22, 47
do corpo 48-50
Sintonia 30, 35, 37, 71, 230
Sistema de crenças em relação aos
alimentos e ao seu corpo 74
Sobrepeso 3

Sono 148
Superando os obstáculos 208
Supressão do pensamento 56

T

Tabela para avaliação da saciedade 139
Tecido muscular 2
Temperatura dos alimentos 106
Tempo 164
Teoria da restrição alimentar 55
Terapia cognitivo-comportamental
(TCC) 76
Treinamento de Conscientização do
Comer Intuitivo (TCCI) 108
Tristeza 167

U

Última garfada 144

V

Valores 230
Variedade 233, 234
Vegetais 77
Vício em comida 63, 65
Vida social 12, 13
Visão negativa do próprio corpo 177
Vitaminas 237
Voz(es)
cultural coletiva 74
internas 95
internas da alimentação 96, 97
Vulnerabilidade aos problemas com a
comida 147

Anotações